只消一頓飯的光景，既 寵壞味蕾，又 寵愛身體
循「12種體質」指標，辨別體質才能選對飲食，「未病先防」從食療開始

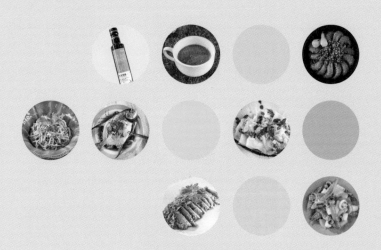

一道菜的專注，一輩子的幸福。

常常有人問我為何對健康烹調萬般堅持？很簡單，因為我父母兩邊的家族都有疾病史。父親在我高二時因高血壓而昏迷住院，命是救了回來，但往後都得靠洗腎度日，母親的家族有糖尿病、癌症病史，我從小跟著她進出醫院探望親戚，直到母親自己也罹患胰臟癌。

我親眼目睹父親因營養流失而日漸體衰，也見過母親因化療引發口腔潰瘍，那食不下嚥的痛苦模樣，為人子女的能做什麼呢？答案很簡單：讓老人家天天都能吃上美味、健康的料理，為此我義無反顧走上「好食材」的料理探索之路。

當我看見父親因食療逐漸恢復元氣，母親也找回久病前的胃口時，便深深體悟到每口飯菜的深刻意義：不單吃出美味，還要吃出希望！記得有一回，一位化療的朋友在嚐過我的料理後激動地說：「我終於又嚐到食物的美好了！」那時我心中油然而生的感動從沒離開過，這就是我前進的動力！去推廣好食、好物和美味烹調。

剛認識老中醫時，雖然彼此不算熟稔，但他對食材的激情我卻似曾相識，因為他和我一樣，每次找到好食材或嚐到真食物時，都會像孩子發現新大陸一般喜悅。後來才知道，他畢生職志便是尋找美味的健康料理，而且他還追溯食材來源，試著探索食療的可能性。

老中醫在看我烹煮時，總是不動聲色，讓人猜不出心思，但要是他下回帶著夫人二度拜訪，我就知道自己的料理獲得首肯。

　　老中醫更有趣的一點是，不隨便開藥方，他想傳遞「體質食療」的概念給病患，即不同體質的人應該針對自己所需來進食，以達到「治未病」的最高境界。不消說，這門學問既非眾所皆知，也不甚好懂，我自己就耗費大約一年的時間來消化吸收，但就因為經歷這段轉化過程，我發現自己和老中醫是天生一對，他知道怎樣吃健康，我懂得怎樣煮美味，本來耗時又味道欠佳的食療菜式被我倆徹底改造了一番，成果就是您手上這本書囉。

　　故事的結局不一定美好，就好像，我父親仍臥病在床；母親也絕塵而去，但我仍然保持著對健康真食的信仰，知道很多人正經歷著相同的遭遇，我和老中醫由衷希望每位讀者都能照顧自己，也照顧家人的身體。

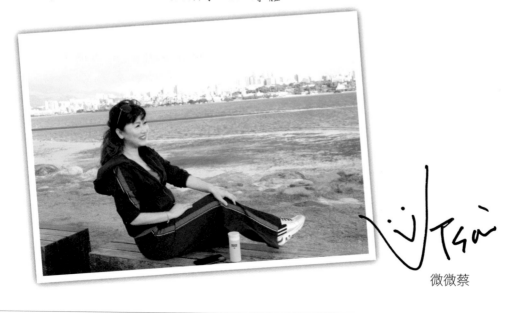

微微蔡

中醫的最高境界「治未病」

當捷徑出版社王總編希望我能「提一下」為什麼從機械轉行中醫,這才第一次深刻體會到甚麼叫做「遲疑」……。

我22歲就中風了。

雖然只是小中風,當年仍不得不辭去熱愛的汽車雜誌編輯工作,完全休息養病兩年,但至今仍留下只有我自己才知道的後遺症。

從幼稚園到大學我的外號一直都叫「小胖」。由於父親的職業特殊,家境並不富裕的我,從小卻幾乎每個星期都能吃遍台北各大飯店和高檔西餐廳,加上叔叔是中餐行政主廚,自幼腦海中浮現的第一個菜名總是「通天排翅」而非「麻婆豆腐」,一個如此無辜的孩子怎麼能不胖?從小吃太好絕非福氣,加上繁忙高壓的工作難免抽菸、喝酒、熬夜、加班……,不懂養生突然中風的我不但怨天尤人,甚至自暴自棄,如今看來真的只是剛好而已。

學習中醫之後我才明白,原來食物不但可以預防還能治療疾病。唐朝最偉大的醫學家、藥王孫思邈曾說:「夫為醫者,當須先洞曉病源,知其所犯,以食治之,食療不癒,然後命藥。」又說:「若能用食平疴,釋情遣疾者,可謂良工,長年餌老之奇法,極養生之術也。」老祖先

們早就知道無法抗拒美食誘惑的子子孫孫一定會把身體吃壞，因此幾千年來有系統地建立了一套非常完整的食療養生系統，只要我們願意學習、嘗試改變，便可以既簡單又輕鬆地把健康吃回來，進而達到中醫「治未病」的最高境界。

　　但中醫食療最為人詬病、無法實踐與推廣的問題在於「色香味俱缺」，簡單說就是難吃，因為食材本身受到體質甚至病情的限制不說，烹調方式乃至於調味品更是處處設限。曾有一位天性樂觀，經歷手術、化療、放療均毫無畏懼，病魔當前總是微笑以對的乳癌病患，在吃完我建議的食療餐後第一次流下眼淚：「難道我為了健康都只能吞這樣的東西？！」一鍋三菜的發明人蔡總（微微蔡老師）是台灣獨一無二的美食專家，不但擁有多本暢銷食譜和數百部烹飪教學影片經驗，而且對各式鍋具研究超過三十年以上，中醫食療能夠得到她的加持，距離「治未病」目標的達成已經不遠。

　　至於我個人專研的「中醫體質食療」在中醫食療領域中極為冷門，很多病患看了一輩子的中醫卻連聽都沒聽過，也與普羅大眾認知的「冬吃蘿蔔夏吃薑」這類「食療通則」大異其趣：如果體質不適合吃蘿蔔或薑，則一年四季甚至二十四節氣都不應該吃！過去十年只能在自己的小診所裡介紹推廣，今日有幸遇到王總編與蔡老師這兩位霸氣的伯樂，願意冒著賠錢的風險鞭策一下我這匹老馬，自當竭盡所能與有緣的讀者們分享一點小小的心得。

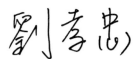

目・錄

微微蔡暖心料理：
針對體質健康吃

Chapter1 實熱體質

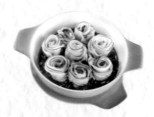

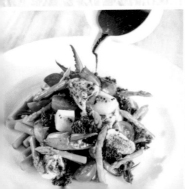

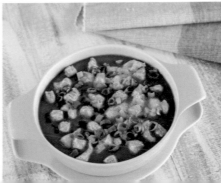

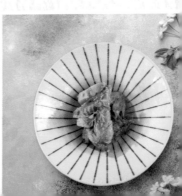

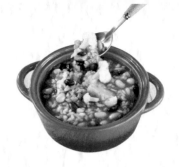

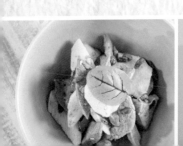
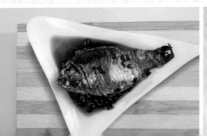
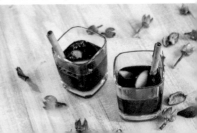

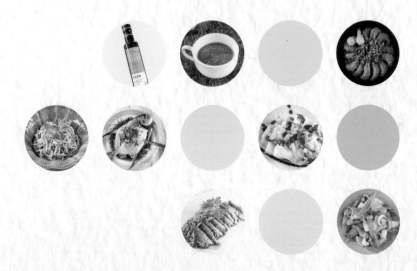

食療前，
您必須知道的基本觀念

● 中醫治本之道在於食療

　　許多人不知道，源自《黃帝內經》的正統中醫非常注重食療。《黃帝內經》屬於古中醫四大流派之首，是最古老、最經典，同時也是最知名的傳統中醫著作。《黃帝內經》在幾千年前便確立了中醫治病的SOP，因此所有的中醫師以及接受中醫治療的病人，照理説都應該要遵照這套標準來根治疾病。

　　在《黃帝內經》的〈素問・五常政大論〉中提到：
「大毒治病，十去其六，常毒治病，十去其七，小毒治病，十去其八，無毒治病，十去其九。穀肉果菜，食養盡之，無使過之，傷其正也，不盡，行復如法。」

　　以下一一説明這段話的意思。

・大毒治病，十去其六：使用具有強烈毒性的藥物治病時，在疾病去除十分之六後便不可再用。也就是説，當我們臨床決定採取「以毒攻毒」的方式，且不得已必須選用劇毒類藥物時，只能治好疾病的六成，剩下四成，絕對不能再用劇毒類藥物十去其十根治疾病。

・常毒治病，十去其七：使用一般毒性的藥物治病，疾病去除十分之七後便不可再用。只能治好七成，剩下三成。

・小毒治病，十去其八：使用毒性很低的藥物治病，疾病去除十分之八後便不可再用。只能治好八成，剩下兩成。

・無毒治病，十去其九：縱然使用完全沒有毒性的藥物治病，疾病去除十分之九後便不可再用。最多也能治好九成，剩下一成。

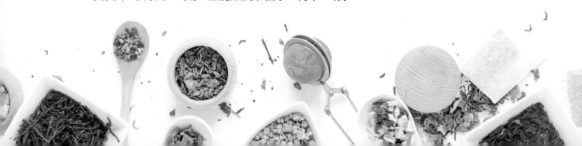

- 穀肉果菜，食養盡之：必須依靠我們每天吃的五穀雜糧、肉蛋奶水產、水果和蔬菜，並根據病情所需以及個人體質的不同，用食物調養（食療）的方式來根治疾病。

- 無使過之，傷其正也：使用任何藥物都不可過度，否則必定傷害人體的「正氣」。「正氣」是指我們身體本有的免疫力、自癒力、代償力、調節力等等。

- 不盡，行復如法：如果還是無法根治疾病，就應該繼續執行這套SOP直到痊癒為止。

簡單地說，《黃帝內經》教導我們一個非常非常重要的臨床觀念：不管我們選用任何藥物治療任何疾病，都不可妄想用藥物來根治疾病，唯有食療才是真正的治本之道！

• 中醫食療與西醫營養根本不同

許多人以為中醫食療和西醫營養學是同樣的道理，其實兩者截然不同。「體質食療學」創始人、上海中醫藥大學匡調元教授所發表的論文中提到，食物中有七大營養要素，包括大家熟知的醣類、蛋白質、脂質、維生素、礦物質、水分和膳食纖維，但每一種食物除了以上七大營養要素之外，其實還含有大量的、數以萬計的「非營養性」化學物質。

營養學注重的是營養素，可是中醫食療學注重的卻是這些「非營養性」的化學物質。一般人可能很難理解，我們舉人參為例，人參被中醫稱為百藥之王，可以同時治療疾病和改善體質。但很少人知道，人參真正的藥理作用到底是源自於哪個成分。人參至少具有9種醣類、16種胺基酸、3種脂質、7種維生素、12種礦物質，可是人參真正具有療效的成分都不是這些營養素，而是至少29種的「人參皂苷」，這種人參獨有的特殊成分是其他食物所沒有的。因此中醫食療學研究的範疇，其實是每一種食物本身獨特的、具有明顯潛在藥理作用、可以調整體質和治療疾病的「非營養性」化學物質。

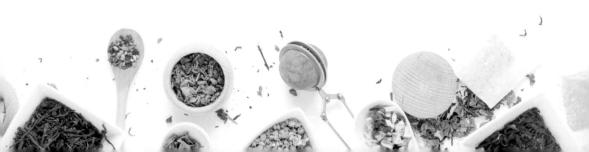

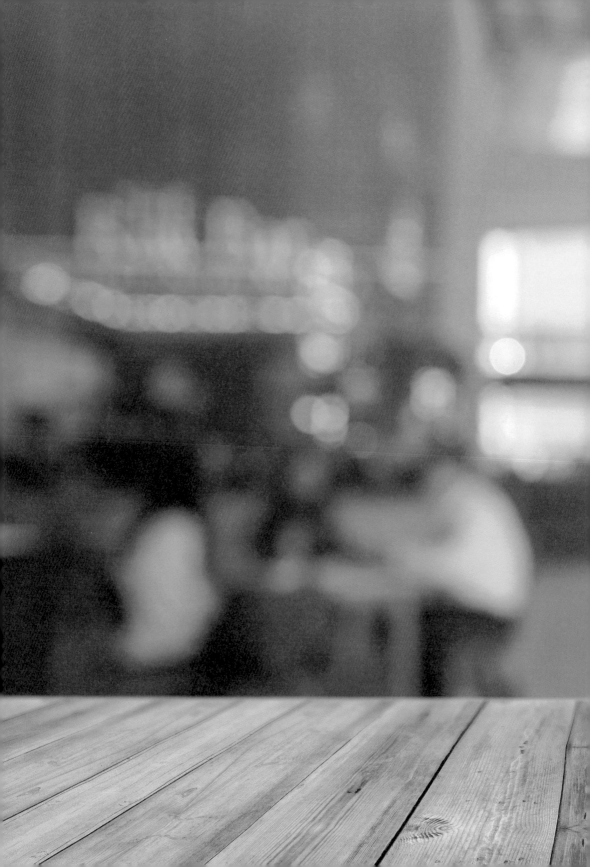

微微蔡暖心料理：
針對體質健康吃

Chapter 1

實熱體質

我屬於什麼體質？
十二種體質分類與食療養生實戰

1. 實熱體質（陽盛）

• 我是實熱體質嗎？

實熱體質常見的判定指標

☐ ❶ 明顯比一般人怕熱，而且不會怕冷。

☐ ❷ 特別喜歡吃寒、涼性的飲食，而且吃完感覺特別舒服。

☐ ❸ 體質非常容易「上火」。所謂「上火」是指口乾舌燥、鼻或唇有乾熱感、甚至口腔潰瘍、舌炎潰爛、滿臉痤瘡、咽喉腫痛等情形。所有燥熱、發炎的現象都在頸部以上的部位發生。

☐ ❹ 舌體顏色較正常的紅潤更深更紅。

☐ ❺ 口乾口渴時喜歡喝冰涼飲料。

☐ ❻ 性慾特別強。

☐ ❼ 身體壯碩結實。

☐ ❽ 小便偏黃。

☐ ❾ 舌苔偏黃。

☐ ❿ 時常口苦。

☐ ⓫ 個性急躁、易怒。

☐ ⓬ 容易有煩熱感。

☐ ⓭ 面色偏紅。

☐ ⓮ 大便乾燥、容易便秘。

☐ ⓯ 容易口臭。

☐ ⓰ 精力旺盛。

☐ ⓱ 胃口較大。

☐ ⓲ 聲音宏亮。

☐ ⓳ 性格外向、喜歡運動、好勝心強。

中醫認為，人體其實是大自然、甚至是整個宇宙的縮影，因此有「小天地」、「小宇宙」之稱。既然我們每個人都是一個「小天地」，那麼這小天地裡一定會有顆「小太陽」，一旦這顆「小太陽」太大、太強盛，一年四季都如同盛夏酷暑，這種失衡的體質狀態，就是實熱體質。

實熱體質因為失衡的特性是熱過頭，所以是最標準的「熱底」體質，也因此中醫有個非常貼切的專業術語叫做「陽盛」！您是否在寒冷的冬天裡曾經見過這樣的情形：大家都穿厚外套、圍圍巾的時候，竟然有些看起來十分年長的老先生僅穿一件薄襯衫、甚至是打著赤膊踩著三輪車在做資源回收的工作，他們為何身體這麼好都不怕冷？這就是典型的實熱體質。

Chapter 1
實熱體質

Chapter 2
虛熱體質

Chapter 3
虛寒體質

Chapter 4
真寒假熱

Chapter 5
痰濕體質

Chapter 6
濕熱體質

Chapter 7
氣虛體質

Chapter 8
血虛體質

Chapter 9
氣鬱體質

Chapter 10
血瘀體質

Chapter 11
易敏體質

Chapter 12
平和體質

• 實熱體質容易罹患的疾病

☆全身各組織系統急性與亞急性發炎疾病
☆各種瘡癤與皮膚病

這些疾病的發生都起因於小天地裡的「小太陽」太過強盛，因此治本之道就是想辦法讓「小太陽」的光和熱回復到原本正常的狀態，而最直接的辦法就是尋找大自然中屬於寒性或涼性的植物（例如黃連）或動物（例如黃金蜆）來「清熱」、「瀉火」，使得體內過熱的小太陽得以恢復正常的平衡狀態。從下圖中可以發現，絕大多數能改善實熱體質的天然食材不是寒性就是涼性，而且這些食材的蒐集與整理，都是從最專業的中醫食療書籍包括教科書上一個個找出來的，全部都是我們老祖先寶貴的經驗與智慧。

實熱體質的飲食推薦

· 五穀雜糧
寒性：綠豆
涼性：小米

· 肉蛋奶水產
寒性：蟹類、蜆
涼性：鴨蛋
平性：海蜇

・水果

寒性：西瓜、香瓜、哈密瓜、柿子、香蕉、楊桃、奇異果、甘
蔗、椰子、水梨

涼性：草莓、火龍果、枇杷

平性：無花果

・蔬菜及其他

寒性：空心菜、大白菜、小白菜、苦瓜、綠豆芽、黃豆芽、生
藕、荸薺、蘆薈、海帶、紫菜、綠茶

涼性：芹菜、莧菜、萵苣、油菜、甜菜、冬瓜、絲瓜、大黃瓜、
小黃瓜、竹筍、蘆筍、茭白筍、番茄、茄子、白蘿蔔、金
針菜、菱角（生食）、豆腐

平性：胡蘿蔔、橄欖

實熱體質的飲食禁忌

忌食一切溫性、熱性、燒烤、油炸、辛辣、乾燥(酥脆)、重口味、高
熱量飲食

表格顏色標示之意義：

深藍字：寒性　　　綠色字：平性　　　橘色字：溫性

淺藍字：涼性　　　紅色字：熱性　　　灰底：發物

實熱體質不會只出現在勞動工作者或身材壯碩的猛男身上，文人雅士也有可能發生，最有名的例子當屬清朝大文學家紀曉嵐。清人采蘅之於《蟲鳴漫錄》卷二中提到：「紀文達公自言乃野怪轉身，以肉為飯，無粒米入口，日御數女（實熱體質指標6）。五鼓如朝一次，歸寓一次，午間一次，薄暮一次，臨臥一次。不可缺者。此外乘興而幸者，亦往往而有。」

翻譯：紀曉嵐說自己是野怪轉世投胎，把肉當飯吃，從來不吃米飯，而且每天必須臨幸數名女子。五更入朝前一次，回家一次，中午一次，傍晚一次，睡前一次，以上都是每天固定不能缺少的。此外有時突然隨興還會再來一次，這種情形也是常常有的。

此外孫靜庵先生則在《棲霞閣野乘》中寫道：「河間紀文達公，為一代巨儒。幼時能於夜中見物，蓋其稟賦有獨絕常人者（可見紀曉嵐先天體質就與眾不同）。一日不御女，則膚欲裂（皮膚組織急性發炎），筋欲抽（筋膜組織急性發炎）。嘗以編輯《四庫全書》，值宿內庭，數日未御女，兩睛暴赤（急性結膜炎甚至角膜炎），顴紅如火。」從以上的紀載可以推論紀曉嵐先生應該屬於實熱體質。

順帶一提，大多數人都希望能藉由任何方式提升自己的免疫力，但免疫力絕對不是越強越好，例如發生於1918年的西班牙大流感，據統計大約造成5千萬人的死亡，比第一次世界大戰還要嚴重，但其中死亡比例最高的竟然是抵抗力最好的青壯年齡層！原因就是這些人的免疫功能太強，在清除體內病毒的過程中，引發過度的發炎反應造成身體組織或器官無法承受的傷害；猛爆性肝炎死亡率高也是同樣的狀況；新冠肺炎（COVID-19）受感染的輕症患者中有部分會突然病情加劇甚至死亡也都是一樣的道理。而實熱體質正是一種免疫力過強的體質，反而應該盡快想辦法透過各種方式，例如食療，讓免疫系統回復到正常的平衡狀態。

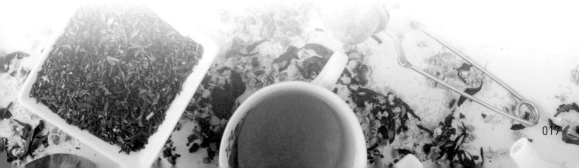

01 香菇白菜滷

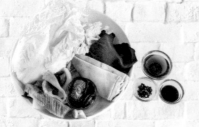

份量:4～6人　　使用器具:壓力鍋

食材:乾香菇4大朵、大白菜1/2顆、黑木耳2朵、薑1片、魚皮100g、豬皮100g

調味料:紹興酒1杯、醬油1大匙、黑鹽多彩胡椒粒(亦可用黑胡椒鹽)少許

步驟:

1. 香菇泡軟後,捏乾入鍋,待香氣散發。
2. 放入豬皮、薑片及魚皮。
3. 放入黑木耳、大白菜
4. 最後加入所有調味料一起滷即可完成。

微微蔡暖心小叮嚀:

在步驟2中,我們利用「豬皮」本身的油脂,完全不需另外添加油,吃了更健康無負擔喔!

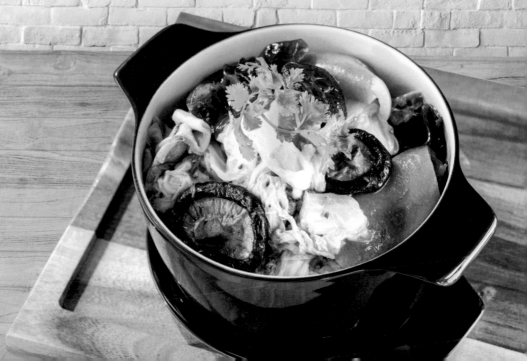

02 綠茶蓮藕苦瓜排骨湯

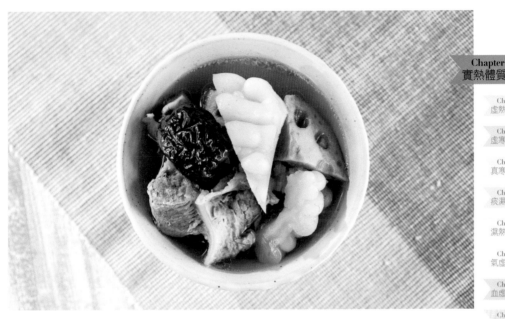

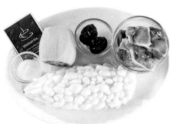

份量：4～6人　　使用器具：壓力鍋

食材：南非有機博士綠茶1包、苦瓜1/2條、蜜棗2顆、蓮藕1節、豬軟骨300g、水

調味料：鹽少許

步驟：
1. 將食材洗淨，苦瓜切塊。
2. 所有食材入鍋燉煮。

微微蔡暖心小叮嚀：

1. 這道菜要燉得苦瓜有型但軟爛入味，用壓力鍋5分鐘就搞定，但用電鍋要燉上1小時喔。
2. 南非博士綠茶天然有機，整個茶包入鍋久煮也不易破，可以安心使用。（關於南非有機博士茶的介紹可參考P.027）

 代表同一個壓力鍋分層放入每道菜的食材，就能一鍋變出三道菜，省時又省瓦斯！

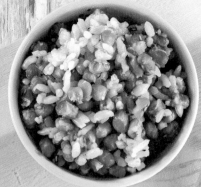

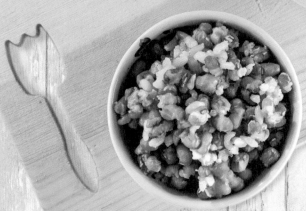

03 綠豆小米綠茶飯

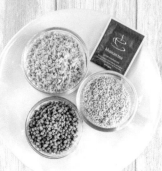

 份量：4～6人　　使用器具：壓力鍋

食材：小米1/2杯、綠豆1/2杯、有機糙米1杯、南非有機博士綠茶2杯

步驟：

1. 將食材洗淨。

2. 所有食材入鍋煮（糙米用壓力鍋只要5分鐘，用電鍋約需50分鐘）。

 代表同一個壓力鍋分層放入每道菜的食材，就能一鍋變出三道菜，省時又省瓦斯！

微微蔡暖心小叮嚀：

在P.018～P.020這三道料理中，用同一個壓力鍋分層放入每道菜的食材，只要5分鐘，就能一鍋變出三道菜，省時又省瓦斯！

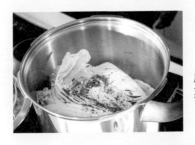

1 底層放入第一道「香菇白菜滷」的食材

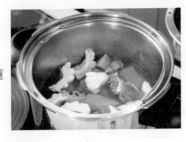

2 中間放入第二道「綠茶蓮藕苦瓜排骨湯」的食材

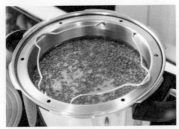

3 最上層放入第三道「綠豆小米綠茶飯」的食材

完成囉！

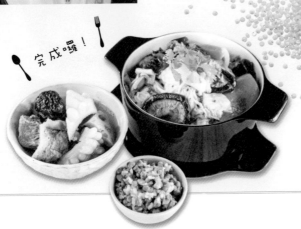

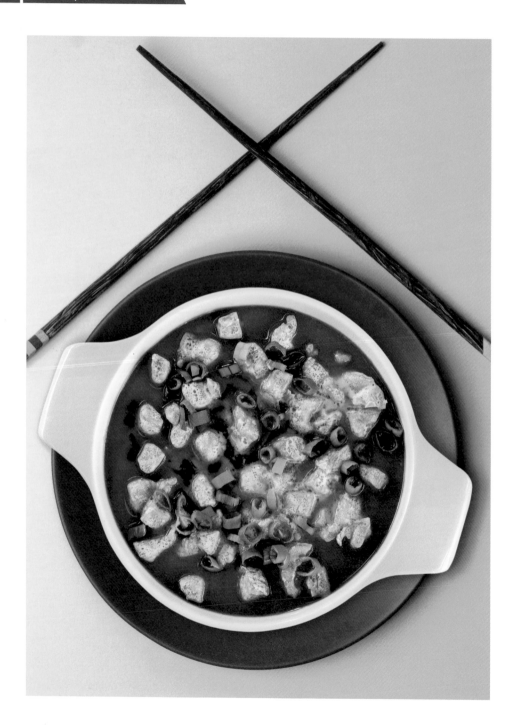

04 博士茶黃金蜆蒸鴨蛋

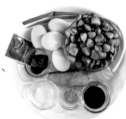

份量：4〜6人

使用器具：壓力鍋、不鏽鋼鍋

食材：黃金蜆適量、鴨蛋4個、博士綠茶200c.c.、香菇2個、國王鮭50g、青蔥1支

調味料：醬油少許、糖少許、鹽少許

步驟：

1. 南非有機博士綠茶泡好後放涼。

2. 將香菇用冷卻的博士綠茶泡軟。

3. 黃金蜆放入壓力鍋煉出蜆精（可參考下方「微微蔡暖心小叮嚀」）。

4. 鴨蛋蛋打散拌勻（或用易拉轉拉勻）並過濾，以「蛋液：蜆精=1：2.2」的比例，加調味料混合後，入鍋蒸8分鐘。

5. 待蒸蛋有點凝固，放入香菇、鮭魚一起蒸。

6. 最後淋上一點醬油再加上蔥花即完成。

微微蔡暖心小叮嚀：

1. 將壓力鍋最下層放水，上層放黃精蜆，蓋鍋蓋上壓轉小火即可。（若無壓力鍋，亦可使用一般電鍋取代，但所需時間較長）。

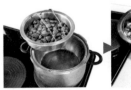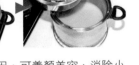

2. 南非有機博士茶富含多種礦物質與抗氧化物，無咖啡因，可養顏美容、消除小腹，幫助睡眠喔！（關於南非有機博士茶的介紹可參考P.027）

3. 在步驟4中，我們以「蛋液：蜆精=1：2.2」的比例來調配；若煉出的蜆精量不夠多，可以加南非有機博士綠茶補足。

05 螃蟹水果沙拉

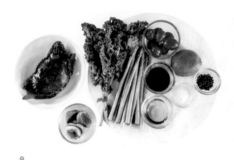

份量：4～6人

使用器具：不鏽鋼鍋、食物剪刀

食材：螃蟹1隻、無花果1顆、蘆筍1把、小蕃茄6個、綠色奇異果1個、羽衣甘藍適量

調味料：印加果油少許、紅葡萄酒醋少許、黑胡椒鹽少許

步驟：

1. 螃蟹切塊（可參考下方「微微蔡暖心小叮嚀」），入鍋清蒸2～3分鐘，最後放入蘆筍蒸一分鐘待涼。
2. 羽衣甘藍洗淨後，瀝乾水分。
3. 將其它水果、蔬菜切小份，拌入蒸熟的螃蟹與蘆筍。
4. 將印加果油、紅葡萄酒醋、黑胡椒鹽調成醬汁淋上。

微微蔡暖心小叮嚀：

★螃蟹清理步驟

1. 用剪刀將蟹臍剪開後去除。
2. 撬開蟹殼，將蟹殼與蟹身分離。
3. 剪掉沙囊、嘴巴、肺和腮。
4. 將整隻螃蟹放入鍋內，肚子朝上。

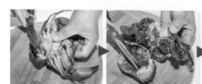

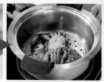

★印加果油

「印加果」是一種生長在祕魯的原生種果實，又稱為星星果。以印加果初榨的油富含Ω(Omega)369不飽和脂肪酸，是有易人體的健康好油。

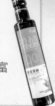

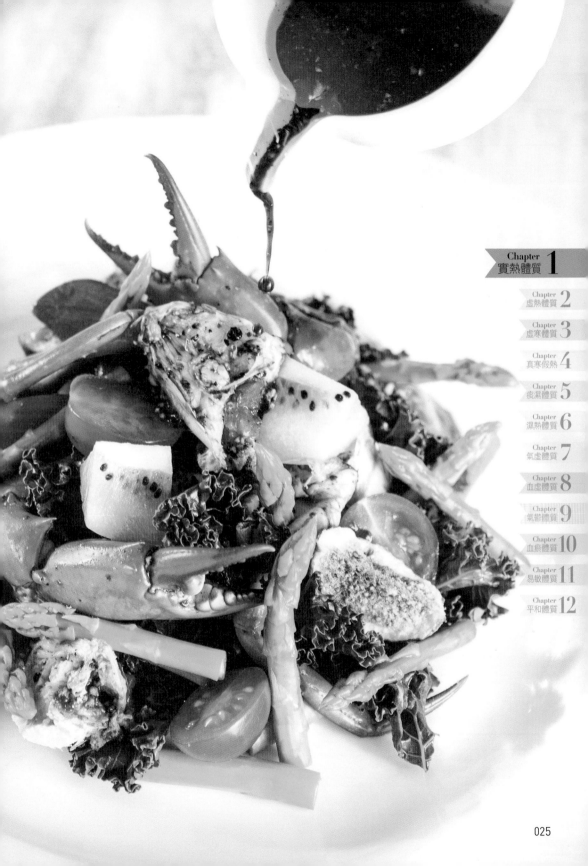

06 蒜泥白肉蔬菜捲

份量：4～6人

使用器具：不鏽鋼鍋、刨刀

食材：長五花肉片10條、白蘿蔔1條、小黃瓜2條

調味料：醬油1大匙、醬油膏1大匙、蒜苗、番茄醬少許、香油少許

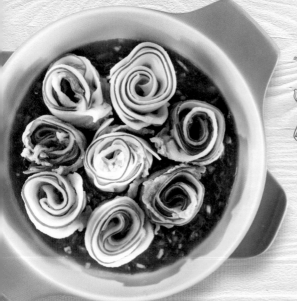
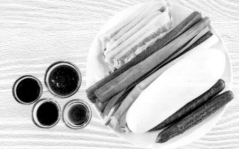

步驟：

1. 長五花肉片入鍋汆燙。

2. 所有調味料混合成醬汁。

3. 小黃瓜、白蘿蔔刨片，再和肉片捲起來。

4. 最後淋上醬汁即完成。

微微蔡暖心小叮嚀：

蘿蔔輕鬆刨

1. 將白蘿蔔去皮洗淨後切成角形（長方柱狀），如此一來，白蘿蔔就能穩穩放在砧板上刨片，不用擔心會滾來滾去喔！

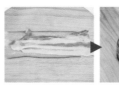

食材簡單捲

2. 捲食材時，平鋪一層肉片、一層白蘿蔔、一層小黃瓜，再捲起來就完成囉！

南非有機博士茶
（國寶茶）

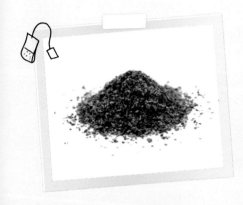

南非有機博士茶與鑽石、黃金並稱為「南非三大國寶」，是風靡全球，近年來炙手可熱的健康飲品。

1. 南非是全球唯一產地

南非有機博士茶生長在南非的開普敦高山，名為Rooibos。此種植物只適應南非的土壤與氣候，過去曾有人在其他國家嘗試種植，都沒有成功。

2.「博士茶」名號的由來

在台灣，因為Rooibos的「bos」譯音和「博士」相近，為了方便記取其名而來。Rooibos於300多年前被發現，南非許多博士發現Rooibos具有珍貴治療功效，便開始進行研究，積極向世界各地推廣。鑒於博士們的貢獻，而將南非Rooibos稱為博士茶。

3. 溫和不含咖啡因

與一般茶葉不同，南非博士茶非茶樹種，屬於草本植物，低單寧酸且不含咖啡因及茶鹼，不會傷胃或造成失眠，是溫和不刺激的飲品，不論孕婦、哺乳媽媽、小孩、年長者都能喝。

4. 多重的保健功效

南非有機博士茶含有豐富的礦物質、多酚、高抗氧化劑及微量元素，除了補充人體所需，還具有養顏美容、幫助入睡、調整體質、促進新陳代謝等效能，特別適合痰濕、氣虛、血虛、血瘀等四種體質的人們。

5. 有機博士茶怎麼買

選擇經過國際有機認證，且含葉量高、無其他添加物（如稻麥、梗、樹皮等）。

書中有使用到南非有機博士茶的料理：

綠茶蓮藕苦瓜排骨湯（P.019）、綠豆小米綠茶飯（P.020）、博士茶黃金蜆蒸鴨蛋（P.022）、南非博士紅茶糙米薏仁飯（P.077）、黃金蜆燴筍菇（P.090）

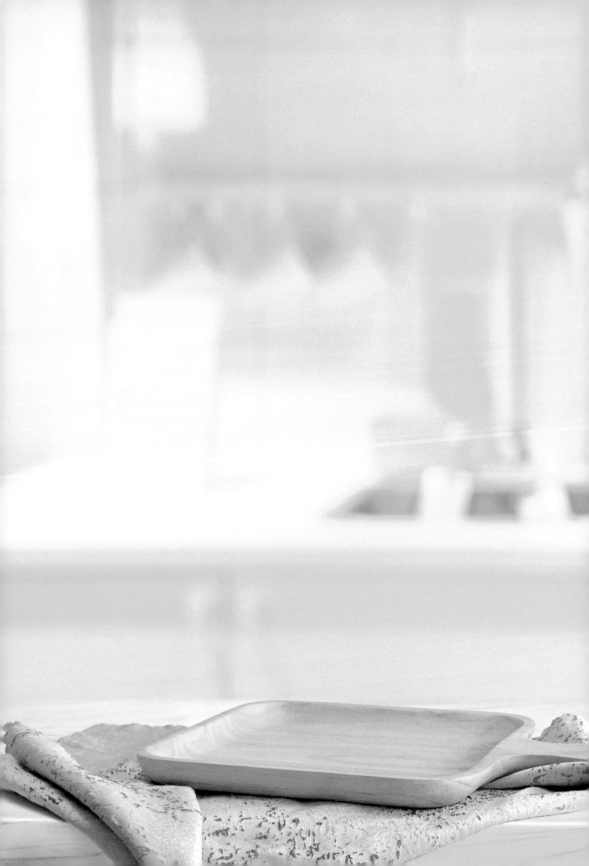

Chapter 2

虛熱體質

我屬於什麼體質？
十二種體質分類與食療養生實戰

2. 虛熱體質（陰虛）

• 我是虛熱體質嗎？

虛熱體質常見的判定指標

- ❶ 身體容易有低熱感，甚至「五心煩熱」，也就是兩手心、兩足心發燙，再加上自覺心胸煩熱，但往往體溫正常，沒有發燒。
- ❷ 只要吃了乾燥沒有水分（餅乾、堅果等）以及高溫烹調（烤、炸、煎、炒等）的食物就會覺得不舒服。
- ❸ 顴骨附近時常發紅，或在午時（早上11點至下午1點）之後面部容易發紅，甚至面部容易有烘熱感。
- ❹ 容易上火（關於「上火」的說明請見實熱體質常見判定指標）。
- ❺ 舌面上舌苔很少或水分很少，甚至完全沒有舌苔、舌面出現裂紋。
- ❻ 容易盜汗，也就是入睡之後容易出汗。
- ❼ 口乾口渴時喜歡喝冰涼飲料。
- ❽ 舌體顏色較正常的紅潤更深更紅。
- ❾ 眼睛容易乾澀，甚至影響視力。
- ❿ 容易有煩熱感，甚至急躁、易怒。
- ⓫ 膚質偏乾。
- ⓬ 睡眠品質不佳，容易多夢。
- ⓭ 大便乾燥、容易便秘。

除了實熱體質之外，還有一種並不是因為「小天地」裡的「小太陽」太強，而是因為「小天地」裡的「水資源」不足所造成的熱性體質。這種因為身體缺乏「滋養」、「滋潤」而導致失衡的體質狀態，我們稱為「虛熱」體質，是一種與「實熱」體質相較之下剛好一虛一實、彼此對應的「熱底」體質，中醫的專業術語叫做「陰虛」。

如果看得霧煞煞，我們來舉個例子簡單說明一下：假設您春天到埃及旅遊，走在金字塔附近的沙漠上，春天的太陽並不像夏天那般炎熱，但因為沙漠地區氣候特別乾燥，所以難免會讓您覺得容易口乾舌燥，甚至火氣大！所以不只是太陽太強會讓我們覺得很熱，太過「乾燥」也會讓身體出現「燥熱」的失衡現象。

• 虛熱體質容易罹患的疾病

☆甲狀腺功能亢進、高血壓、糖尿病等慢性病
☆紅斑性狼瘡、乾燥症候群等慢性自體免疫疾病
☆各種結核病，各種瘡癰與皮膚病，經前症候群，男、女更年期症候群等
☆乾眼症，口瘡，舌瘡，咽痛，乾咳，心悸，便秘，足底筋膜炎，失眠等

您有沒有發現，上述這些疾病名稱中出現了好幾個「乾」字：「乾」燥症候群、「乾」眼症、「乾」咳，便秘也是大便偏「乾」對吧？而甲狀腺亢進、高血壓、糖尿病、紅斑性狼瘡、更年期症候群、失眠等疾病的共同特徵也都是「口乾舌燥」！所以我們老祖先造字實在非常有智慧，乾燥的「燥」左邊不是金、木、水、土，而是一把「火」！暗示我們的「小天地」裡一旦過於乾燥、水資源不足的話，一樣會導致各種歸屬於「火氣大」的熱性疾病。

Chapter 1 實熱體質
Chapter 2 虛熱體質
Chapter 3 虛寒體質
Chapter 4 真寒假熱
Chapter 5 痰濕體質
Chapter 6 濕熱體質
Chapter 7 氣虛體質
Chapter 8 血虛體質
Chapter 9 氣鬱體質
Chapter 10 血瘀體質
Chapter 11 易敏體質
Chapter 12 平和體質

虛熱體質的飲食推薦

- **五穀雜糧**

  涼性：小米

  平性：糙米（煮粥或製漿）、黑米（煮粥或製漿）、芝麻、黑豆

- **肉蛋奶水產**

  寒性：豬腎、牛乳、優酪乳、蛤蜊、牡蠣

  涼性：豬皮、鴨肉、蛙肉、鵝蛋

  平性：豬肉、烏骨雞、鴿肉、雞蛋、烏骨雞蛋、燕窩、墨魚（烏賊、花枝）、魷魚、鮑魚（九孔）、甲魚、海蜇、干貝

  溫性：羊乳、鯰魚、海參、淡菜

- **水果**

  寒性：西瓜、香瓜、哈密瓜、柿子、香蕉、楊桃、甘蔗、椰子、桑椹

  涼性：椪柑、草莓、芒果、火龍果、枇杷、蘋果

  平性：水梨（燉湯）、葡萄、鳳梨、梅子、無花果、檸檬

  溫性：木瓜、石榴、桃子、水蜜桃

- **蔬菜及其他**

  寒性：生藕、荸薺

  涼性：白花椰菜、番茄、菱角(生食)、百合、豆腐

  平性：綠花椰菜、番薯、山藥、胡蘿蔔、橄欖、黑木耳、白木耳、藕粉、豆漿、黑豆漿、蜂蜜

虛熱體質的飲食禁忌

忌食其他各類溫性、熱性、燒烤、油炸、辛辣、乾燥(酥脆)、重口味、高熱量飲食

表格顏色標示之意義：

深藍字：寒性	綠色字：平性	橘色字：溫性
淺藍字：涼性	紅色字：熱性	灰底：發物

既然虛熱體質是我們「小天地」裡的「水資源」不足所導致的失衡狀態，那我們只要每天多喝水不就解決了所有的問題？可惜答案並沒有這麼簡單。如果您時常覺得口乾舌燥甚至口渴，但不論喝再多的水症狀卻依舊反覆發生，那您真的得小心已經形成虛熱體質，甚至已經罹患某種因虛熱體質所導致的疾病！

　　實際上單純喝水對虛熱體質的幫助非常有限，就像眼科醫師會建議乾眼症病患除了要多喝水之外，還要充分攝取對身體有幫助的各種好油。而中醫體質食療則會建議虛熱體質的人群或病患，可以將我們老祖先實際臨床幾千年所整理、歸納出來，具有「滋養」、「滋潤」功效的各類「滋陰」食材，用較多量的水來烹調製作。例如糙米煮成飯吃具有補中益氣、堅筋骨、通血脈的功效，但若想要「滋陰」，就必須將糙米煮成粥或製作成糙米漿來吃。左頁中的各項食材也必須使用煮、燉、蒸、滷等水分多的方式烹調，並連同湯汁一起食用，如果想攝取更多的好油（例如初榨橄欖油），則建議在食材以水烹調完成之後再加入或淋上，而避免直接用油去炸、煎、炒等各種更容易上火的高溫烹調方式，才能達到改善虛熱體質的功效。

　　介紹完實熱與虛熱體質之後，我想在此釐清一個問題：中醫是否都不准病患吃冰？！實際上「冰」跟酒、菸草、檳榔一樣也是一味中藥，古代典籍明確記載「冰」具有瀉熱、解毒的功效。此外著名的上海中醫藥大學匡調元教授於其鉅著《人體體質學》中提到，動物實驗發現餵食熱性體質的大白鼠連續兩個半月的霜淇淋，結果竟然某些生理、生化指標從異常趨向正常，結論是霜淇淋對匡教授所制定的「燥紅質」人群體質具有正面的調整作用！而匡教授所謂的「燥紅質」其實就是虛熱體質。所以實熱與虛熱體質都可以「適量地」攝取用「天然」、「健康」食材所製作的各種冰品、冷飲。

01 什錦養生粥

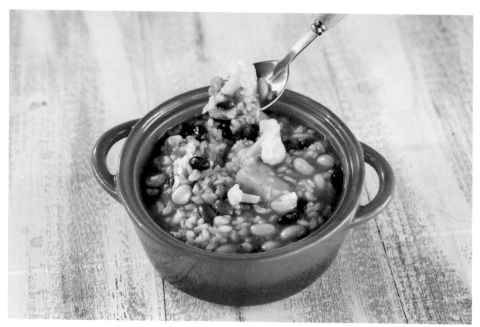

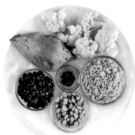

份量：4～6人　使用器具：壓力鍋、料理棒

食材：A. 黑豆1/3杯、黃豆1/3杯、糙米1杯、水5杯
　　　B. 番薯50g、白花椰菜20g

調味料：黑鹽多彩胡椒粒（亦可用黑胡椒鹽）少許

步驟：

1. 黃豆與黑豆先汆燙，再放冷凍庫冰一晚。

2. 將冷凍黃豆與黑豆加入糙米、水、番薯及白花椰菜，入壓力鍋煮20分鐘。

3. 用料理棒把步驟2打成漿，不用過濾即可飲用（可依喜好自行加水調整濃稠度）。

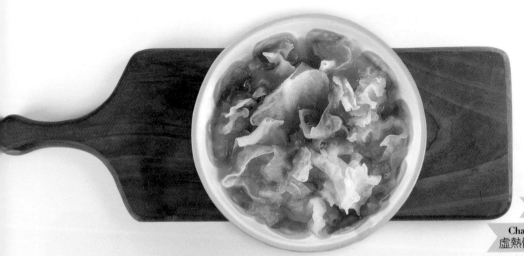

02 水梨燉白木耳湯

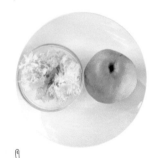

份量：4～6人

使用器具：壓力鍋、易拉轉

食材：白木耳2個、梨子1顆、水適量

步驟：

1. 白木耳泡軟後切碎（或使用易拉轉拉碎）。

2. 梨子去皮、去芯，切塊。

3. 將所有食材入壓力鍋燉20分鐘即完成（如果水梨甜度不夠可酌加適量枸杞與
紅棗）。

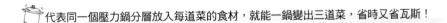

代表同一個壓力鍋分層放入每道菜的食材，就能一鍋變出三道菜，省時又省瓦斯！

03 有機山藥猴頭菇 十全烏雞湯

份量：4～6人　　使用器具：壓力鍋

食材：十全烏骨雞600g、山藥200g、新鮮猴頭菇4朵、糙米1/2杯、枸杞子適量、黑棗2個、子薑2片

調味料：黑鹽多彩胡椒粒（亦可用黑胡椒鹽）少許

步驟：

1. 將所有食材入壓力鍋煮20分鐘。

2. 加調味料即可完成。

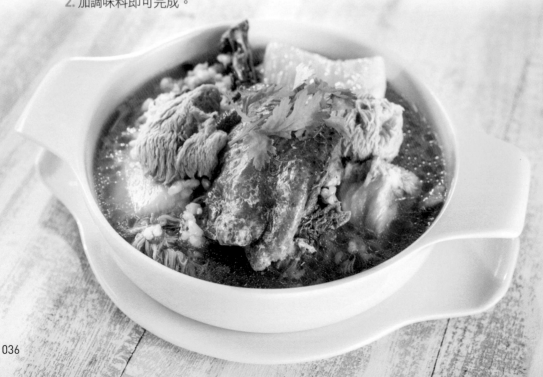

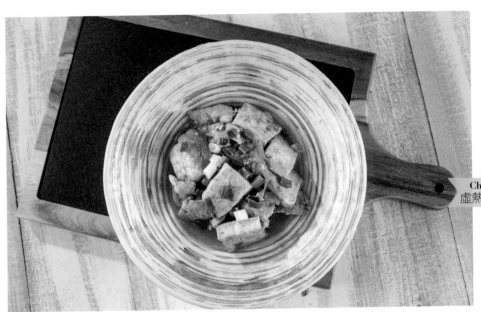

Chapter 1
實熱體質

Chapter 2
虛熱體質

Chapter 3
虛寒體質

Chapter 4
真寒假熱

Chapter 5
痰濕體質

Chapter 6
濕熱體質

Chapter 7
氣虛體質

Chapter 8
血虛體質

Chapter 9
氣鬱體質

Chapter 10
血瘀體質

Chapter 11
易敏體質

Chapter 12
平和體質

04 番茄豆腐燒

份量：4～6人　　使用器具：不沾平底鍋

食材：蛋白1顆、肉片200g、番茄2個、
板豆腐1個、蔥1把

調味料：醬油少許、鹽少許、糖少許

步驟：

1. 肉片醃入醬油、鹽、糖約10分鐘後，加入蛋白。
2. 鍋入少許油，將豆腐煎至兩面上色，即可先盛起。
3. 肉片入鍋，煎熟變色即可盛起。
4. 番茄切塊入鍋，加水燒至番茄變軟。
5. 所有食材入鍋燒至入味，加上蔥花即完成。

05 清蒸海上鮮

份量：4〜6人　　使用器具：休閒鍋

食材：花枝、蛤蜊、九孔、淡菜、海參各適量
（可依個人喜好與人數採買）

調味料：嫩薑末少許、醬油少許、烏醋少許

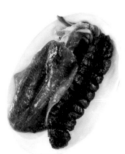 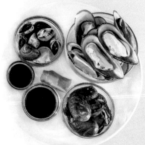

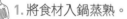

步驟：

1. 將食材入鍋蒸熟。
2. 將調味料混合成沾醬，即可搭配享用。

微微蔡暖心小叮嚀：

要把海鮮變得鮮美，就別用水汆燙，也別蒸
太久，才能保持海鮮的水分，但又不至蒸得
過老，導致失水。只要把海鮮洗淨放入鍋中
不加水，加點酒，鍋緣冒煙小火2分鐘燜一
下，就能享受肥美鮮滋味，簡單就是美味！

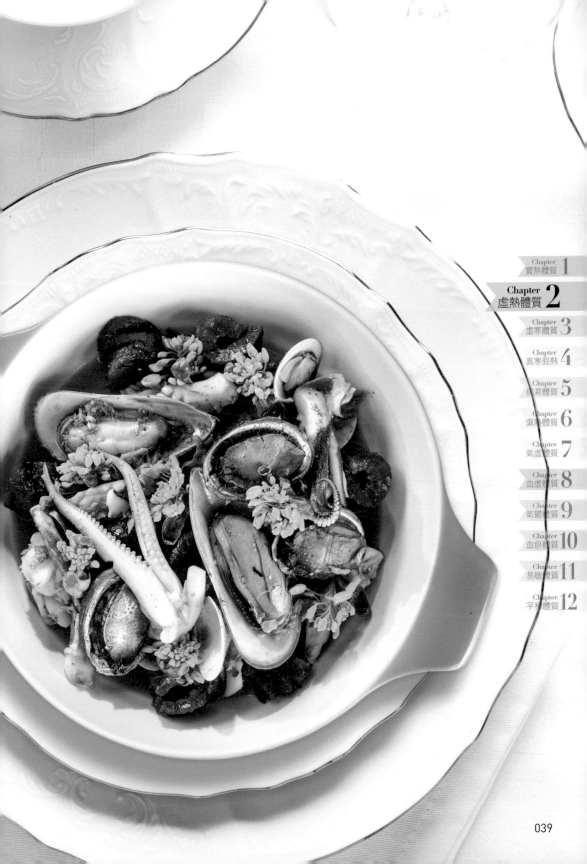

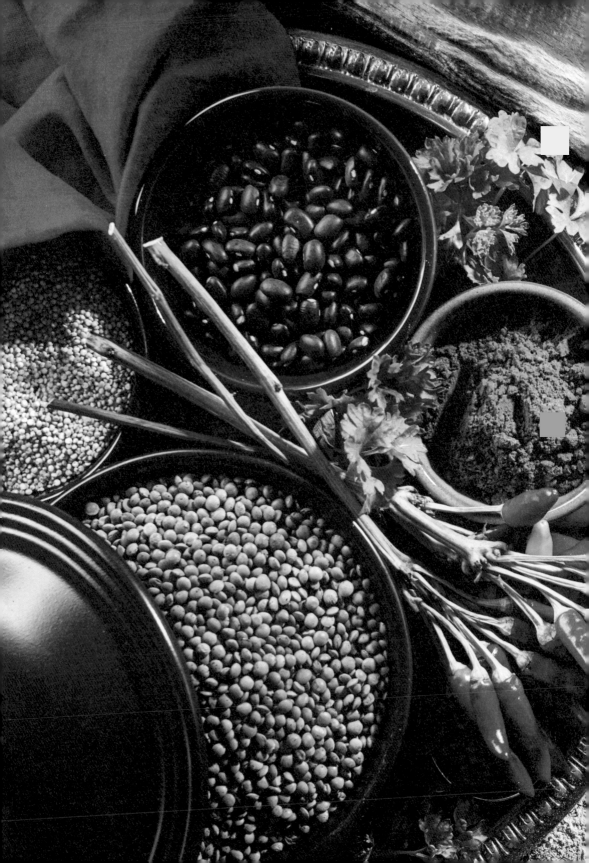

微微蔡暖心料理：
針對體質健康吃

Chapter 3

虛寒體質

我屬於什麼體質？
十二種體質分類與食療養生實戰

3. 虛寒體質（陽虛）

• 我是虛寒體質嗎？

虛寒體質常見的判定指標

☐ ❶ 明顯比一般人怕冷，而且不會怕熱。

☐ ❷ 胃部、背部、腹部、腰部、膝部等身體局部體溫偏低或感覺冷。

☐ ❸ 特別喜歡吃溫、熱性的飲食，而且吃完感覺特別舒服。

☐ ❹ 手腳時常冰冷。

☐ ❺ 只要吃了寒、涼性或是生冷飲食就會覺得不舒服。

☐ ❻ 小便清澈而量多。

☐ ❼ 夜尿次數較多。

☐ ❽ 性慾偏弱。

☐ ❾ 大便偏稀，容易腹瀉。

☐ ❿ 稍微活動甚至不動也容易出虛汗。

☐ ⓫ 舌體顏色偏淡偏白，且往往較為胖大、舌邊有齒印。

☐ ⓬ 容易感冒。

☐ ⓭ 容易疲倦、精神不濟。

☐ ⓮ 睡眠時間較長。

☐ ⓯ 味覺減退，時常口淡無味，食慾不振。

☐ ⓰ 個性內向，喜歡安靜，不愛運動。

介紹完以上兩種典型的「熱底」體質，接下來出場的自然是最標準的「冷底」體質：虛寒體質。還記得我們每個人的「小天地」裡的那顆「小太陽」嗎？當這顆理應賜予我們溫暖的「小太陽」突然變得過於微弱，無法產生足夠的光和熱的時候，這種失衡的體質狀態，就是虛寒體質。

與實熱體質相較，虛寒體質是一種完全相反、也完全相對的體質，所以名稱上「實」對「虛」，「熱」對「寒」。而前者是小太「陽」太「強」，所以中醫專業術語又稱「陽盛」體質，後者是小太「陽」太「弱」，所以又稱「陽虛」體質。中醫雖然咬文嚼字，但其實非常簡單，也十分有趣，如果您也開始跟我一樣覺得中醫既簡單又有趣，那我在此要大大地恭喜您，您將比別人獲得更多我們老祖先所流傳下來的智慧寶藏。

• 虛寒體質容易罹患的疾病

☆咳嗽、氣喘、過敏性鼻炎等呼吸系統慢性疾病
☆習慣性腹瀉等消化系統慢性疾病
☆水腫、經痛、陽痿、男女性不孕症、男女性冷感等泌尿、生殖系統慢性疾病
☆慢性關節炎，甲狀腺功能低下等

既然是與實熱體質完全相反且完全相對，因此虛寒體質容易罹患的疾病，也必然會與實熱體質容易罹患的疾病相反而且相對！眼尖的您應該不難發現，虛寒體質易患疾病大都有個「慢」字，而且這類「慢」性疾病一定都會伴隨「寒」性的症狀：患者本身畏寒、患處體溫偏低、攝取寒涼飲食或天氣寒冷容易復發等，這與實熱體質易患疾病大都有個「急」字，而且一定都會伴隨「熱」性的症狀：患者本身怕熱、患處紅腫熱痛、攝取溫熱飲食或天氣炎熱容易復發等，是不是剛好相反而且相對！從中醫的角度來看，這類具有「寒」性症狀的「慢」性疾病都是因為人體本有的免疫、自癒、代償、調節等能力下降，而中醫認為其根本原因就是「小太陽」的熱能下降。

Chapter 1 實熱體質
Chapter 2 虛熱體質
Chapter 3 虛寒體質
Chapter 4 真寒假熱
Chapter 5 痰濕體質
Chapter 6 濕熱體質
Chapter 7 氣虛體質
Chapter 8 血虛體質
Chapter 9 氣鬱體質
Chapter 10 血瘀體質
Chapter 11 易敏體質
Chapter 12 平和體質

　　大自然中有很多可以提升「小太陽」熱能的食物及藥物,針灸中的「灸」法也是屬於這樣的功能,因此治療這類型疾病一向是我們中醫獨特的強項。

虛寒體質的飲食推薦

· **五穀雜糧**
　　溫性:糯米

· **肉蛋奶水產**
　　溫性:牛肉、蝦類、海參、淡菜
　　熱性:羊肉、鹿肉

· **水果**
　　溫性:龍眼、荔枝、櫻桃、桃子、水蜜桃
　　熱性:榴槤

· **蔬菜及其他**
　　溫性:韭菜、刀豆、生薑、大蒜、蕎頭、花椒、茴香、丁香、核
　　　　桃、紅糖、葡萄酒
　　熱性:老薑、乾薑、辣椒、胡椒、肉桂、烈酒

虛寒體質的飲食禁忌

忌食一切涼性、寒性、生冷飲食

表格顏色標示之意義:
深藍字:寒性　　　綠色字:平性　　　橘色字:溫性
淺藍字:涼性　　　紅色字:熱性　　　灰底:發物

這裡免不了又要顛覆一下一般人對中醫的刻板印象。

時常有女病患主動告訴我，或是男病患搶著說他女友或老婆一定是「冷底」體質，理由只有一個，就是手腳時常冰冷，但經過望、聞、問、切四診的判定之後，有一部分女生其實是「熱底」！手腳冰冷在中醫有一個專有名詞叫做「厥」，而造成「厥」的原因只有一個：體內陰陽兩氣無法順利流通，「小太陽」太弱、動能不足固然容易造成陰陽氣不流通，但「小太陽」太強也會產生同樣的問題，嬰幼兒高燒時往往手腳冰冷就是一個很典型的例子！所以我們絕對不能單單靠一個指標就判定某某人一定是某種體質。

還有大多數人認為，中醫一向反對吃烤、炸、煎、炒等高溫烹調的食物因為「火氣太大」，但對於「火氣太小」的虛寒體質人群來說，用健康的方式及油品，將食材適度地高溫製作、烹調反而對身體更有幫助，例如像糙米、黑豆、黑芝麻等養生食材最好事先炒過，讓原本的「平性」轉變成「溫性」甚至「熱性」再進行烹煮。而烤、炸、煎、炒所產生的香氣，尤其是「鑊氣」，更能讓食慾不振的虛寒病患胃口大開。各種熱底體質的人則應該完全避免高溫烹調。

虛寒體質的人群應該避免涼性及寒性食材很容易理解，因為「小太陽」已經太弱，再吃這類食材只會讓原本的失衡狀態「雪上加霜」，至於為什麼生（未經烹煮）冷（比體溫低）飲食也應避免？因為人體在消化吸收這類飲食的時候往往必須消耗更多的熱能，而虛寒體質的核心問題正是熱能不足。網路上有一篇非常有名、已超過48萬人次閱讀、標題為「為什麼吃素、吃有機還會得大腸癌？」的文章主角，應該就有虛寒體質。

Chapter 1 實熱體質

Chapter 2 虛熱體質

Chapter 3 虛寒體質

Chapter 4 真寒假熱

Chapter 5 痰濕體質

Chapter 6 濕熱體質

Chapter 7 氣虛體質

Chapter 8 血虛體質

Chapter 9 氣鬱體質

Chapter 10 血瘀體質

Chapter 11 易敏體質

Chapter 12 平和體質

01 青辣椒牛肉湯

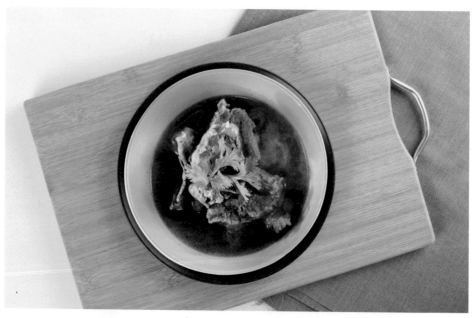

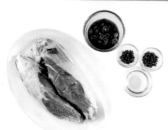

份量：4～6人

使用器具：壓力鍋

食材：牛腱2個、高粱酒100c.c.、青花椒5顆、紅花椒5顆

調味料：青辣椒醬3大匙

步驟：

1. 先將青花椒、紅花椒入鍋烘焙香，再加水煮沸。

2. 加入高粱酒和青辣椒醬後，牛腱切塊入鍋。

3. 壓力鍋蓋上鍋蓋煮至上壓後（鍋蓋上升兩條線），轉小火續煮10分鐘，即可完成。

微微蔡暖心小叮嚀：

這道料理使用壓力鍋，既省時又入味。若無壓力鍋，亦可用電鍋，但要燉1小時喔！

代表同一個壓力鍋分層放入每道菜的食材，就能一鍋變出三道菜，省時又省瓦斯！

02 麻油雞飯

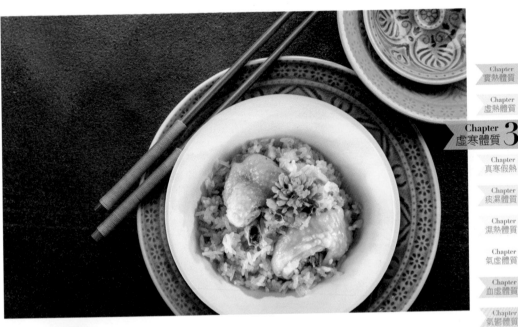

份量：4～6人　　使用器具：壓力鍋

食材：大雞腿1隻、薑1條、麻油2大匙、長糯米2杯、米酒1瓶

調味料：鹽少許

步驟：

1. 薑切末後，用麻油炒香。
2. 雞腿切塊入鍋煎香。
3. 加入酒。
4. 將煎熟的雞腿塊先夾起。
5. 長糯米入鍋炒一下，再將雞腿塊放回鍋中，加入少許的鹽。
6. 壓力鍋蓋上鍋蓋煮至上壓後（鍋蓋上升兩條線），轉小火續煮3分鐘，即可完成。

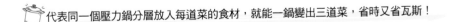 代表同一個壓力鍋分層放入每道菜的食材，就能一鍋變出三道菜，省時又省瓦斯！

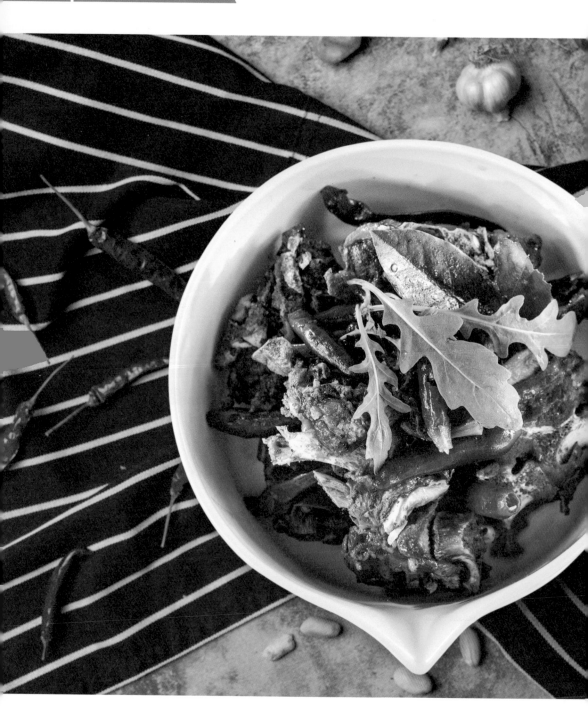

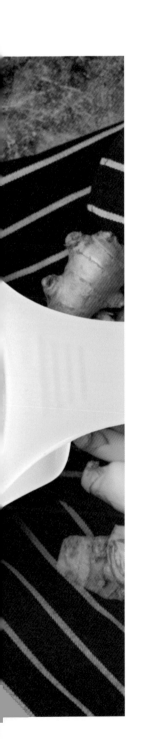

03 香辣羊蠍子

份量：4～6人　　使用器具：壓力鍋

食材：羊脊椎骨500克、草寇2個、大葱2根、薑8片、桂皮1根、紅花椒15粒、乾辣椒10個、米酒30ml、丁香3個、香葉4片、良姜（良薑）1個

調味料：醬油45ml、白糖10克、鹽8克

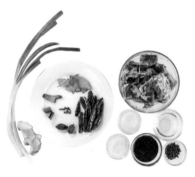

步驟：

1. 熱鍋，將羊脊椎骨入鍋烤香。

2. 所有食材與調味料入鍋。

3. 壓力鍋蓋上鍋蓋煮至上壓後（鍋蓋上升兩條線），轉小火續煮10分鐘，即可完成。

微微蔡暖心小叮嚀：

美味辛香的羊蠍子，使用壓力鍋料理，非常省時。若無壓力鍋，亦可用電鍋，但要煮50分鐘喔！

 代表同一個壓力鍋分層放入每道菜的食材，就能一鍋變出三道菜，省時又省瓦斯！

04 火燄蝦

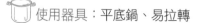

 份量：4～6人

使用器具：平底鍋、易拉轉

食材：鮮蝦12隻、米酒1匙、花雕酒1匙、高粱酒200c.c.、蔥2支、薑3片、蒜10顆、辣椒1根、粄條1包、青江菜1把

調味料：醬油少許、蠔油少許、茴香少許、白胡椒少許

 步驟：

1. 蝦子洗淨後，開背取出腸泥，再將蝦子擺滿整個鍋子。

2. 蒜頭切碎（或用易拉轉拉碎）入鍋，加米酒和花雕酒。

3. 蔥切絲、辣椒切碎、薑切碎一起入鍋。

4. 入高粱酒並點火燃燒，待火熄滅，酒精自然揮發即可，起鍋後可加入粄條一起享用。

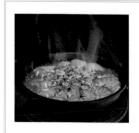

微微蔡暖心小叮嚀：

想創造出令人驚艷的視覺效果嗎？這道料理加了高粱酒而散發出香醇酒香，您可用噴槍製造眩目火燄，用料理瞬間引爆熱點，讓全場賓客盡歡！

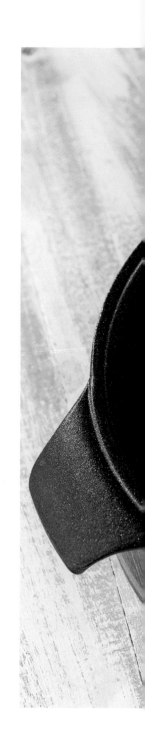

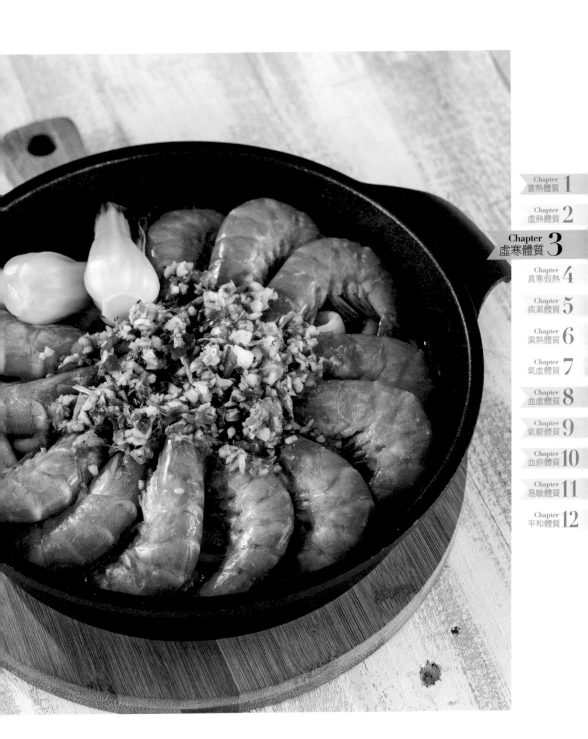

05 火燉蝦汁高麗菜

份量：4～6人　　使用器具：不鏽鋼鍋

食材：高麗菜1/2顆、枸杞1小把　　調味料：鹽少許

沿用醬汁：火燉蝦汁（P.050火燉蝦的湯汁）

步驟：

將所有食材入鍋，倒入火燉蝦汁煮至冒煙即可完成。

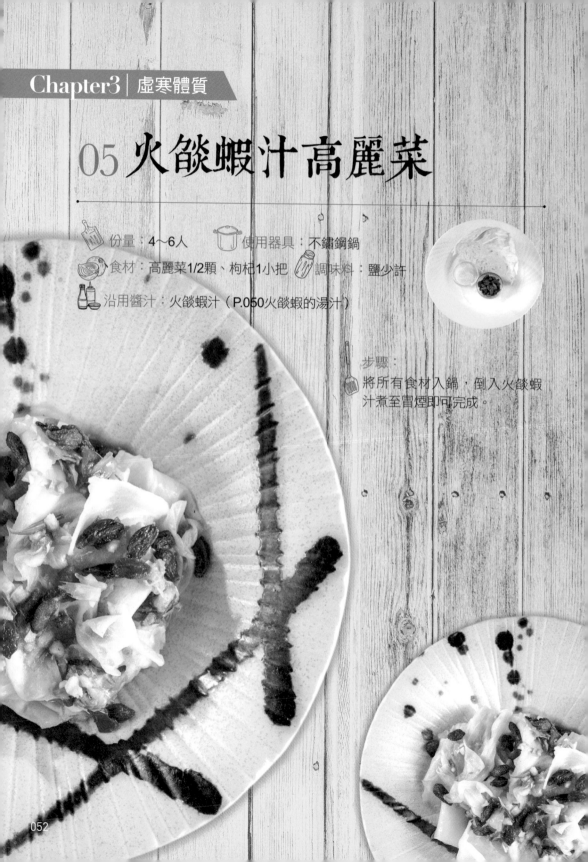

06 花椒茶

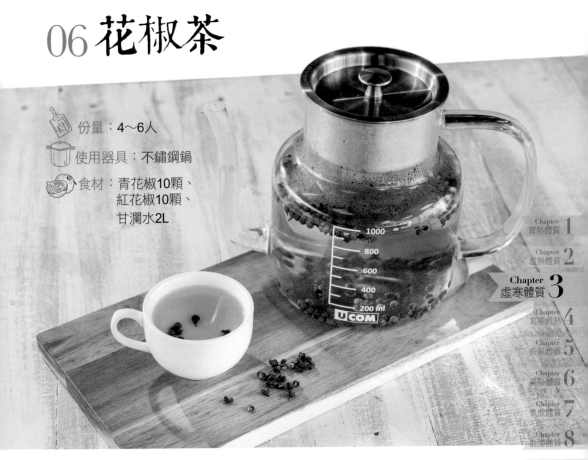

 份量：4～6人

使用器具：不鏽鋼鍋

食材：青花椒10顆、
紅花椒10顆、
甘瀾水2L

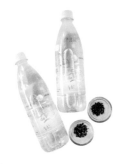

 步驟：

1. 先將青花椒和紅花椒入鍋烘焙香。
2. 加甘瀾水煮沸後，放外鍋燜15分鐘

微微蔡暖心小叮嚀：

★什麼是甘瀾水？

古代中醫有一種源自黃帝內經、非常玄妙神奇的水，拿它來熬煮中藥效果特別好！此水最早記載於黃帝內經的《靈樞‧邪客》篇中：「其湯方以流水千里以外者八升，揚之萬遍，取其清五升煮之……」用此水煎煮的半夏秫米湯特別具有調和陰陽、治療失眠的功效。醫聖張仲景同樣也在中醫鉅著《傷寒雜病論》中論述並命名此水為「甘瀾水」。

依據現代科學的研究，這種獨特的製作方法可使水在人為外力的作用下，由原本的「大分子團水」轉變成「小分子團水」，以增加有效成分的萃取及人體的新陳代謝！無論直接飲用或是食物調理，都是超越坊間一般水體的最佳選擇！

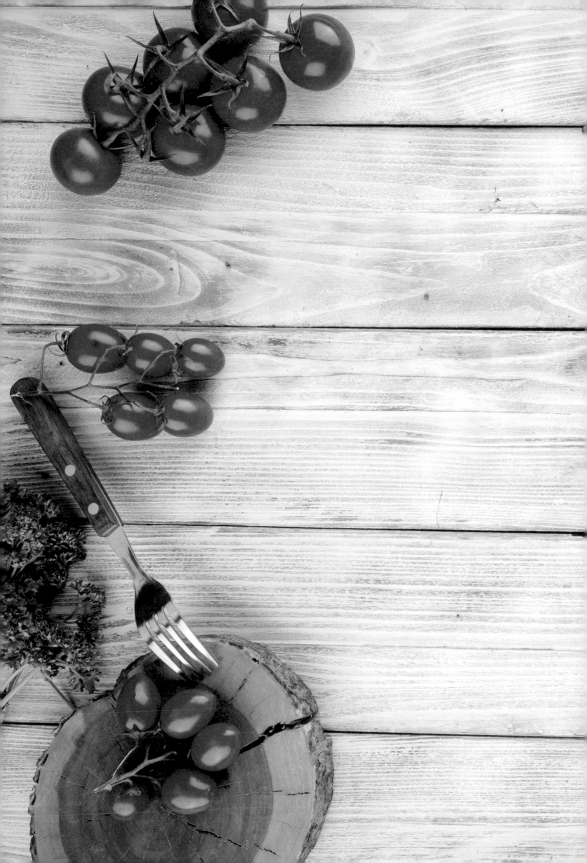

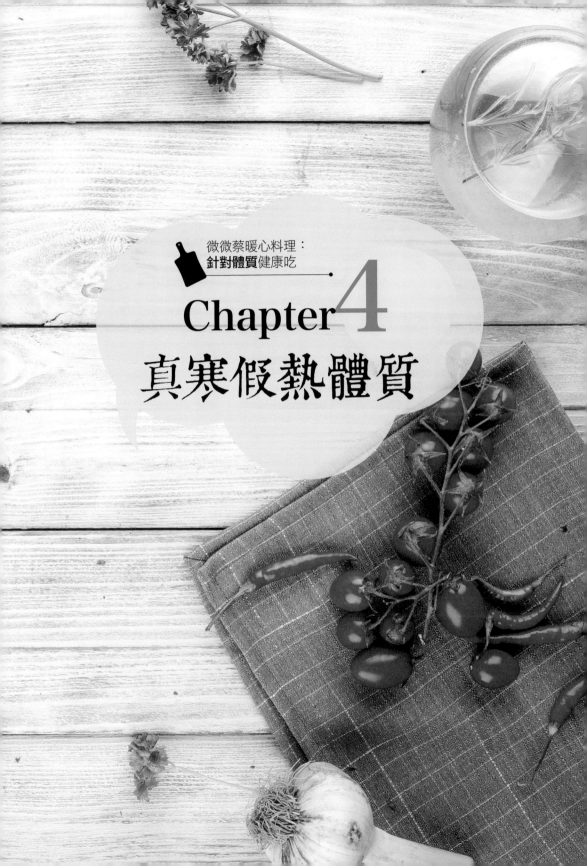

微微蔡暖心料理：
針對體質健康吃

Chapter 4
真寒假熱體質

我屬於什麼體質？
十二種體質分類與食療養生實戰

4. 真寒假熱體質（陽虛陽浮）

• 我是真寒假熱體質嗎？

真寒假熱體質常見的判定指標

☐ ❶ 明顯比一般人怕冷，而且不會怕熱。

☐ ❷ 胃部、背部、腹部、腰部、膝部等身體局部體溫偏低或感覺冷。

☐ ❸ 特別喜歡吃溫、熱性的飲食，而且吃完感覺特別舒服。

☐ ❹ 容易上火（關於「上火」的說明請見實熱體質常見判定指標）。

☐ ❺ 只要吃了寒、涼性或是生冷飲食就會覺得不舒服。

☐ ❻ 舌體顏色偏淡偏白，且往往較為胖大、舌邊有齒印。

☐ ❼ 味覺減退，時常口淡無味，食慾不振。

☐ ❽ 個性內向，喜歡安靜，不愛運動。

☐ ❾ 稍微活動甚至不動也容易出虛汗。

☐ ❿ 手腳時常冰冷。　　　　　　☐ ⓯ 容易感冒。

☐ ⓫ 小便清澈而量多。　　　　　☐ ⓰ 容易疲倦、精神不濟。

☐ ⓬ 夜尿次數較多。　　　　　　☐ ⓱ 睡眠時間較長。

☐ ⓭ 性慾偏弱。　　　　　　　　☐ ⓲ 睡眠品質不佳，容易多夢。

☐ ⓮ 大便偏稀，容易腹瀉。　　　☐ ⓳ 容易有煩熱感。

有沒有聽說過生活周遭總有些自稱體質特異的親朋好友，抱怨他們一喝牛奶（或其他寒涼飲食）就拉肚子、一吃炸雞（或其他燥熱飲食）就冒痘痘，這種體質吃冷的不行、吃熱的也不對，實在很難伺候，不明就裡的他們卻覺得自己好無辜……很可能他們是屬於一種非常特別的「真寒假熱」體質。

想像一個場景：您到滑雪勝地瑞士旅遊，當地氣溫只有零下10度，但是連續幾天都出太陽。您雖然穿了一身厚重的禦寒衣物，但臉部卻被曬得紅通通的，專業導遊一定會提醒您出門前務必做好防曬準備，千萬別被美麗的雪景騙了！這種小天地裡的小太陽實際很弱（陽虛），但照在臉上又會難受（陽浮）的特殊情況就是真寒假熱體質，因此中醫的專業術語叫做「陽虛陽浮」。

Chapter 1 實熱體質
Chapter 2 虛熱體質
Chapter 3 虛寒體質
Chapter 4 真寒假熱
Chapter 5 痰濕體質
Chapter 6 濕熱體質
Chapter 7 氣虛體質
Chapter 8 血虛體質
Chapter 9 氣鬱體質
Chapter 10 血瘀體質
Chapter 11 易敏體質
Chapter 12 平和體質

• 真寒假熱體質容易罹患的疾病

> ☆咳嗽、氣喘、過敏性鼻炎等呼吸系統慢性疾病
> ☆習慣性腹瀉等消化系統慢性疾病
> ☆水腫、經痛、陽痿、男女性不孕症、男女性冷感等泌尿、生殖系統慢性疾病
> ☆慢性關節炎，咽痛，舌瘡，口瘡，失眠，各種瘡癰與皮膚病等

乍看這些內容會覺得怎麼跟虛寒體質長得一模一樣？因為真寒假熱的本質還是「陽虛」，一旦失衡狀態加劇，自然同樣容易得到屬於虛寒體質的相關疾病。但細看您會發現，方框中又多了好幾項原本屬於虛熱體質易患的疾病！沒錯，真寒假熱中的「假熱」，也就是「陽浮」，實際上是一種「虛火」，而不是實火或實熱，因此真寒假熱易患疾病就等於「虛寒體質＋虛熱體質」的易患疾病，但比例上虛寒體質的疾病較多，而虛熱體質的疾病較少。

真寒假熱體質的飲食推薦

· **五穀雜糧**
溫性：糯米

· **肉蛋奶水產**
溫性：牛肉、蝦類、海參、淡菜
熱性：羊肉（性雖熱卻不易上火）

· **水果**
無特別推薦

· **蔬菜及其他**
溫性：韭菜、刀豆、生薑、大蒜、蕎頭、茴香、丁香、核桃、紅糖、葡萄酒
熱性：肉桂（性雖熱卻可引火下行）

　　真寒假熱體質為虛寒體質的一個亞型，飲食仍應以能溫陽散寒的溫性食物為主，並避免屬性過於燥熱的飲食，以減少假熱（陽浮）發生的機率。但若假熱的情況仍舊無法改善，則應尋求專業中醫師的治療或協助。

真寒假熱體質的飲食禁忌

忌食一切涼性、寒性、生冷及燒烤、油炸、辛辣（辣椒花椒等）、乾燥（酥脆）飲食

> 表格顏色標示之意義：
> 深藍字：寒性　　綠色字：平性　　橘色字：溫性
> 淺藍字：涼性　　紅色字：熱性　　灰底：發物

這裡必須再次強調，真寒假熱體質其實是虛寒體質的一種特例，因此還是屬於「冷底」體質，中醫專業上應該稱為陽虛體質的一種「亞型」，其本質一定是小天地裡的小太陽太弱，所以真寒假熱體質的人群不管再怎麼上火，也一定是明顯怕冷而且不怕熱的。

既然只是特例只是亞型，為什麼卻要單獨標示出來討論並成為一種體質類型？主要理由有三：首先受到現代飲食習慣的影響，隨處可見一邊吃著燥熱上火的烤肉炸雞，一邊喝下冰凍寒涼的手搖冷飲，或是享受川味麻辣鍋的同時無限暢飲可樂、啤酒，殊不知體質越差的人越不適合這種極端寒熱交替的飲食方式，因此這種「上熱下寒」、「外熱裡寒」的體質人群越來越多。

其次一般的虛寒體質在調整方面非常簡單，溫陽即可，只要是屬於溫性、熱性的飲食，就算烤煎炸炒等高溫烹調也不用擔心上火的問題！真寒假熱體質則不然，很容易在溫陽的同時出現火氣更大、病情加重的反效果，調整的複雜度與困難度都較虛寒體質高很多。

最後在臨床實際判定方面，真寒假熱體質非常容易與某些複合體質人群混淆，例如同時具有陰虛與陽虛體質的人群，或者同時具有血瘀與陰虛體質的人群，這類複合體質同樣也會表現出既怕冷又怕熱的矛盾現象，因此確有必要將真寒假熱體質標示出來單獨討論。

您是否覺得能改善真寒假熱體質的食材怎麼這麼少？正是因為前面提到調整這種體質的複雜度與困難度較高，許多食材雖然具有溫陽的效果，但同時也很容易導致上火，所以這些食材不但必須剔除，就連烹調方式甚至調味品也受到嚴格的限制。

01 博士薑茶紅酒燉羊肉

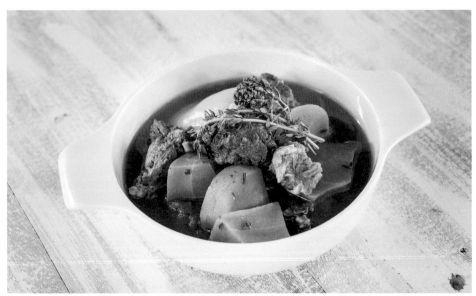

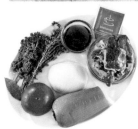

份量：4～6人　　使用器具：壓力鍋、易拉轉

食材：博士薑茶1包、紅酒100ml、羊肉300g、洋蔥1/2顆、紅蘿蔔1/2條、番茄1顆、月桂葉1片

調味料：百里香適量、巴西里適量

 步驟：

1. 熱鍋，羊肉切塊入鍋，煎至出油翻面。

2. 洋蔥切碎（或用易拉轉拉碎），入鍋拌炒。

3. 加入月桂葉、百里香、巴西里與紅酒。

4. 加入其它蔬菜與泡好的博士薑茶。

5. 壓力鍋蓋上鍋蓋煮至上壓後（鍋蓋上升兩條線），轉小火續煮15分鐘，即可完成。（若使用電鍋，則需燉40分鐘喔！）

02 洋蔥蔬菜牛尾湯

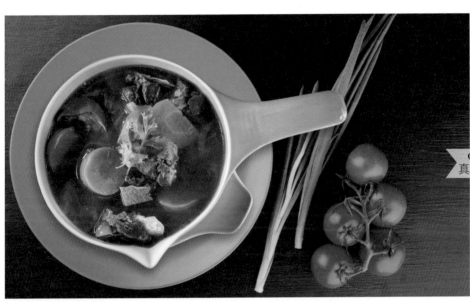

份量：4～6人　　使用器具：壓力鍋

食材：洋蔥2顆、西洋芹1株、紅蘿蔔1/2條、
牛番茄1顆、牛尾400g、月桂葉1片

調味料：巴西里少許、鹽少許

步驟：

1. 牛尾入壓力鍋，洋蔥切大塊入鍋。

2. 紅蘿蔔、牛番茄切大塊，西洋芹切段入鍋。

3. 加入月桂葉、巴西里。

4. 壓力鍋加水，蓋上鍋蓋煮至上壓後（鍋蓋上升兩條線），轉小火續煮15分鐘，即可完成。（若使用電鍋，則需燉1小時喔！）

5. 最後加鹽即可完成。

代表同一個壓力鍋分層放入每道菜的食材，就能一鍋變出三道菜，省時又省瓦斯！

03 黑蒜頭糯米飯

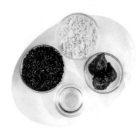

份量：4～6人　　使用器具：壓力鍋

食材：長糯米1杯、黑紫米1杯、黑蒜頭1大匙、米酒1大匙、水1.6杯

調味料：黑鹽多彩胡椒粒（亦可用黑胡椒鹽）少許

步驟：所有食材入鍋用壓力鍋煮熟。

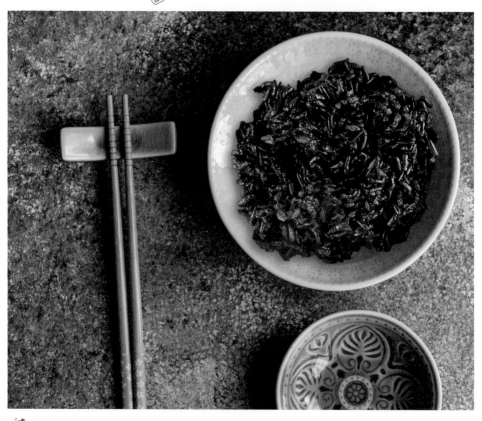

代表同一個壓力鍋分層放入每道菜的食材，就能一鍋變出三道菜，省時又省瓦斯！

04 韭菜羊肉絲

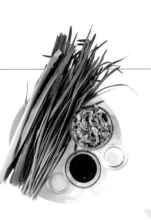

 份量：4～6人　　使用器具：休閒鍋

食材：麻油1大匙、羊肉絲300g、
韭菜150g、蒜苗1根、米酒少許

調味料：鹽少許

步驟：

1. 羊肉絲用麻油、米酒、鹽抓醃入味。

2. 羊肉絲入鍋（冷鍋，不需先熱鍋），待一變色便放入韭菜，再入酒，
蓋鍋蓋待至冒煙。

3. 開鍋，加入蒜苗拌一下，最後加鹽調味即完成。

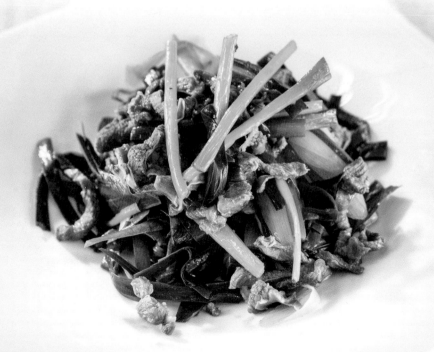

05 豆苗蝦仁

份量：4～6人　　使用器具：休閒鍋

食材：帶殼蝦仁200g、豆苗1把、印加果油　　調味料：鹽少許

步驟：

1. 蝦仁去殼去腸泥後入鍋。

2. 豆苗入鍋，最後加鹽淋上一點印加果油即完成。

微微蔡暖心小叮嚀：

這道料理不建議用油煎或快炒，只要最後起鍋前淋上印加果油即可。印加果油富含 Ω（Omega）369 不飽和脂肪酸，是有益人體的健康好油。

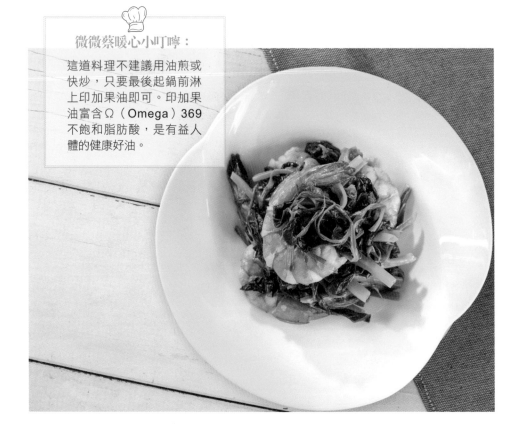

06 南非有機博士薑茶

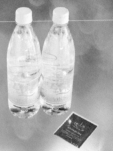

 份量：4～6人　　　使用器具：不鏽鋼休閒鍋

食材：有機 博士薑茶1包、甘瀾水1000ml

步驟：

甘瀾水與南非有機博士薑茶一起放入不鏽鋼休閒鍋煮開後，再放入外鍋燜5分鐘。（若用一般鍋子，請將水和茶包一起放瓦斯爐滾1分鐘，熄火再燜10分鐘。）

微微 暖心小叮嚀：

甘瀾水的介紹請參考P.053

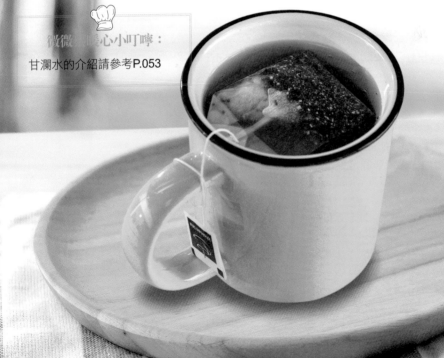

07 核桃紫米漿

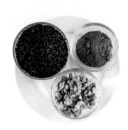

 份量：4～6人

使用器具：壓力鍋、料理棒

食材：核桃1/2碗、紫米（黑糯米）
1杯、水3杯

調味料：紅糖（依個人喜好添加）

 步驟：

1. 紫米和水加入壓力鍋煮成粥，加糖。

2. 核桃用鍋烤香待涼。

3. 用料理棒把核桃打成核桃醬。

4. 飲用時再將步驟1的粥和步驟3的核桃醬加在一起拌勻。

> 微微蔡暖心小叮嚀：
>
> 在步驟3中，我們將烤過的核桃用料理棒打成核桃醬。
> 自己動手做，新鮮自製，零添加物，要吃多少就打多
> 少，非常方便！

\輕鬆自製核桃醬/

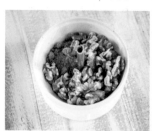 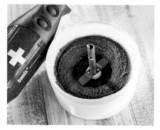

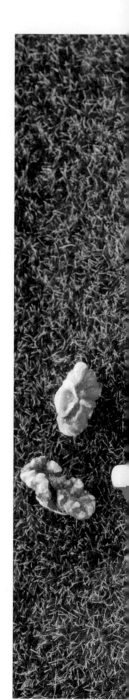

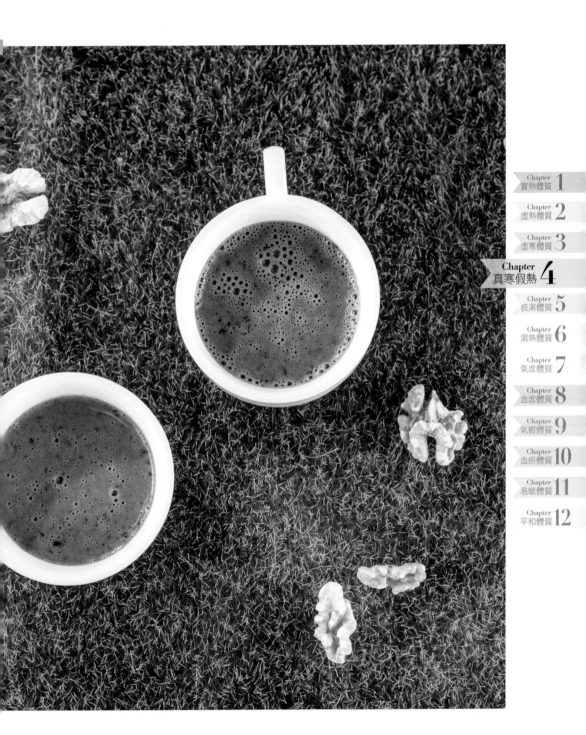

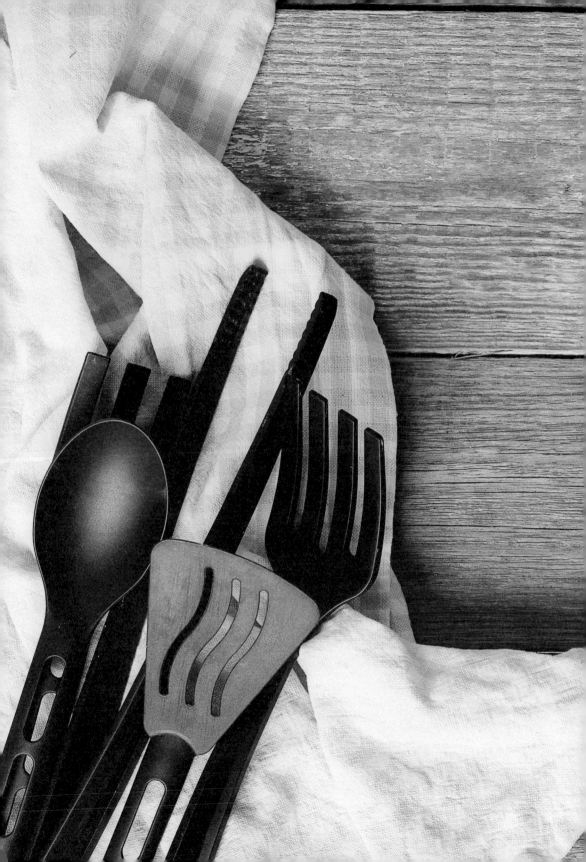

微微蔡暖心料理：
針對體質健康吃

Chapter 5

痰濕體質

我屬於什麼體質？
十二種體質分類與食療養生實戰

5. 痰濕體質

• 我是痰濕體質嗎？

痰濕體質常見的判定指標

☐ ❶ 頭部與身體容易沉重而疲倦。

☐ ❷ 喉嚨時常有痰。

☐ ❸ 舌苔黏膩。

☐ ❹ 舌體顏色偏淡偏白，且往往較為胖大、舌邊有齒印。

☐ ❺ 體型偏胖。

☐ ❻ 口中容易有黏黏膩膩的感覺。

☐ ❼ 腹部脂肪特別多。

☐ ❽ 女性白帶量多而且顏色偏白。

☐ ❾ 臉部容易出油，特別是鼻部。

☐ ❿ 胸部或腹部容易有悶脹感。

☐ ⓫ 眼睛容易浮腫。

☐ ⓬ 大便偏稀，容易腹瀉。

☐ ⓭ 容易疲倦、精神不濟。　　☐ ⓯ 體味較重。

☐ ⓮ 容易打呼。　　☐ ⓰ 容易出汗。

小天地裡的垃圾與廢水排除不良造成堆積的失衡狀態就是痰濕體質。所謂的「痰」不光只是一般人認知咽喉發炎的黏稠分泌物，像中醫稱為「痰核」的脂肪瘤甚至子宮肌瘤也都屬於「痰」的一種，中醫病理學上可再細分為「癭瘤」、「瘰癧」、「流痰」等。至於「濕」，則泛指各種濕邪水氣等，同樣可再細分為瀰漫性的「濕」、局部性的「飲」以及全身性的「水」，簡而言之就是人體水分代謝出了問題的總稱。

　　常有初診病患一坐下伸出手劈頭就問：「我的體質到底是冷底還是熱底？」普羅大眾對中醫體質只是簡單冷熱二分法的觀念已經根深蒂固，其實許多重要的體質本身根本沒有寒熱的特性，例如新陳代謝效率不佳、導致體內堆積過多廢物甚至毒素的痰濕體質，就是一種「平底」體質。

• 痰濕體質容易罹患的疾病

> ☆高血脂症，脂肪肝，脂肪瘤，糖尿病，痛
> 　風，高血壓，腦中風，冠心病等
> ☆梅尼爾氏症，乳房囊腫，卵巢囊腫，子宮肌
> 　瘤等

　　所謂的「新」「陳」代謝，是指人體維持生命所不斷進行物質和能量交換的化學反應總稱。在這個過程中，我們必須每天攝取「新」的食物並且消化吸收，同時還要把「舊（陳）」的垃圾、廢水排出體外。一旦排除這些陳舊廢物的效率或步驟出了問題，所謂的新陳代謝疾病便會漸漸形成。所以您會發現，痰濕體質易患疾病的前幾名，可以說都是西醫新陳代謝專科的治療範圍，而如果這些體內的廢物處理不當繼續堆積，那麼腦中風、冠心病等危及生命的重症就可能隨時爆發！

Chapter 1 實熱體質
Chapter 2 虛熱體質
Chapter 3 虛寒體質
Chapter 4 真寒假熱
Chapter 5 痰濕體質
Chapter 6 濕熱體質
Chapter 7 氣虛體質
Chapter 8 血虛體質
Chapter 9 氣鬱體質
Chapter 10 血瘀體質
Chapter 11 易敏體質
Chapter 12 平和體質

痰濕體質的飲食推薦

- **五穀雜糧**

  涼性：薏仁、大麥、蕎麥

  平性：玉米、黃豆、黑豆、紅豆

- **肉蛋奶水產**

  寒性：豬腎、蛤蜊、牡蠣

  涼性：鴨肉、蛙肉

  平性：鯽魚、鯉魚、鯖魚、鮭魚、泥鰍、海蜇

  溫性：鰱魚、鯰魚、鱔魚

- **水果**

  寒性：柚子

  涼性：橘子、柳丁、枇杷

  平性：葡萄、檸檬

  溫性：木瓜、金桔、金橘、櫻桃

- **蔬菜及其他**

  寒性：荸薺、草菇、海帶、紫菜、綠茶

  涼性：冬瓜、絲瓜、葫蘆瓜、竹筍、白蘿蔔、慈菇

  平性：茼蒿、山藥、胡蘿蔔、蠶豆、碗豆、蓮子、橄欖、香菇、豆漿、
  黑豆漿

  溫性：芥菜、洋蔥、紅茶

痰濕體質的飲食禁忌

忌食一切油炸、甘甜、油膩、重口味、高熱量飲食

表格顏色標示之意義：

深藍字：寒性	綠色字：平性	橘色字：溫性
淺藍字：涼性	紅色字：熱性	灰底：發物

有一種體質竟然「連喝水都會胖」，令許多愛美人士困惑不已，其實說的就是痰濕體質。為什麼會這樣呢？因為痰濕體質的失衡重點在於體內的垃圾與廢水已經排除不良造成堆積，所以哪怕您僅僅只是喝了一杯水，身體要把這些多出來的水分經過整個新陳代謝過程吸收再排出都不容易。因此，痰濕體質特別要忌口任何可能更增加人體新陳代謝負擔的飲食，尤其是精製糖、不好的油脂以及各種人工添加物。

精製糖是指以人為加工方式精製的非天然糖，依加工條件和精製程度可分為紅糖、黑糖、冰糖、白糖、高果糖玉米糖漿等。若想徹底翻轉痰濕體質，就連100%純天然的蜂蜜、楓糖等也建議盡量避免，以上各種人工精製糖則應該完全禁止。

世界權威科研期刊《自然》曾於2012年2月發表一篇論文名為《糖的毒性真相》，明確指出糖不但會令人「成癮」，而且對人體的危害與菸酒相當，研究統計因糖攝入過多所造成的肥胖症、糖尿病、心臟病和肝病等，每年已間接導致約3500萬人死亡，這是一個多麼可怕的數字！2014年國家衛生研究院更是領先全球發現癌症可能是一種新陳代謝疾病，而罪魁禍首依舊是糖！

近年來醫學及營養學家不斷鼓勵大家攝取好油，例如橄欖油、玄米油、亞麻仁油等，但好油本身必須採用好的食材製作，價格必定比食材本身更貴，因此這類真正的天然好油絕不便宜。反過來說，一般透過油炸、油煎、油炒等方式製作的食品由於成本考量，都不可能採用昂貴的天然好油，因此對痰濕體質不但無益，甚至反而有害，應改選以煮、燉、蒸、滷等烹調方式製作的食品為佳。

痰濕體質應避免各類重口味、高熱量，也就是「高鹽分、高糖分、高油脂、高人工添加物」飲食的道理也是一樣。

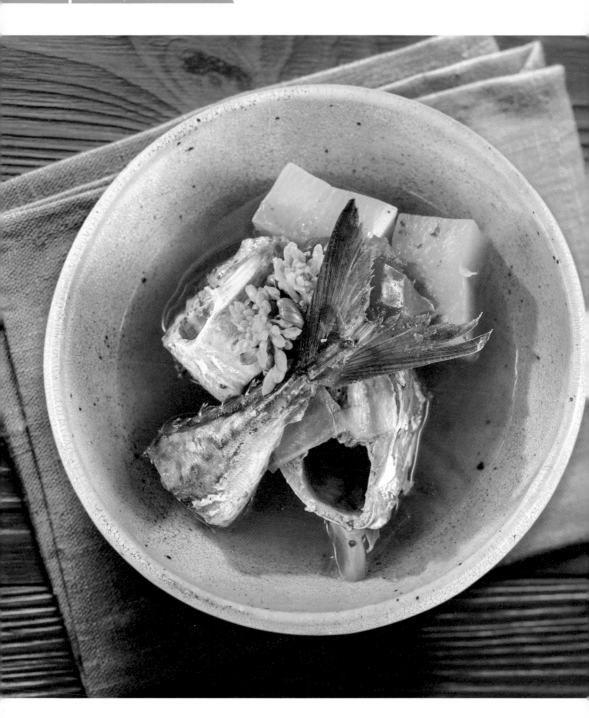

01 番茄鯖魚甘露燒

 份量：4～6人

 使用器具：壓力鍋

 食材：洋蔥1/2顆、番茄1顆、白蘿蔔1/3條、鯖魚1條

 調味料：日式昆布醬油少許

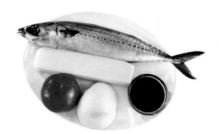

步驟：

1. 洋蔥切絲後，入鍋鋪底。
2. 番茄、白蘿蔔切塊入鍋。
3. 鯖魚對切入鍋後，加入昆布醬油（可不用再加水）。
4. 用壓力鍋煮20分鐘即可完成。

微微蔡暖心小叮嚀：

這道料理用壓力鍋煮，魚骨已經軟化，可以一併入口；魚肉鮮嫩入味，非常下飯，也可以將醬汁淋在飯上享用！

代表同一個壓力鍋分層放入每道菜的食材，就能一鍋變出三道菜，省時又省瓦斯！

02 蛤蜊冬瓜排骨湯

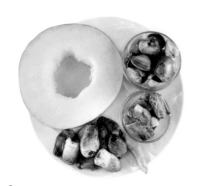

 份量：4〜6人

使用器具：壓力鍋

食材：蛤蜊12顆、冬瓜300g、草菇8粒、排骨5塊、嫩薑3片

調味料：無

步驟：
所有材料入壓力鍋煮20分鐘。

微微蔡暖心小叮嚀：

這道料理因為蛤蜊已有鹹味，可以不用另外加調味料喔！

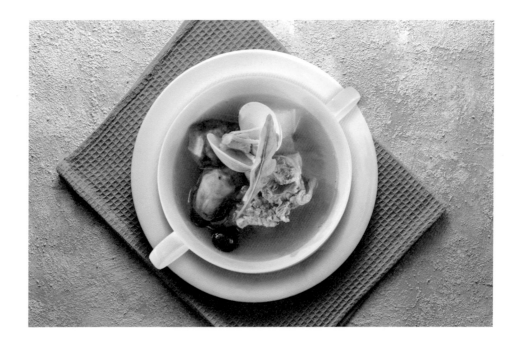

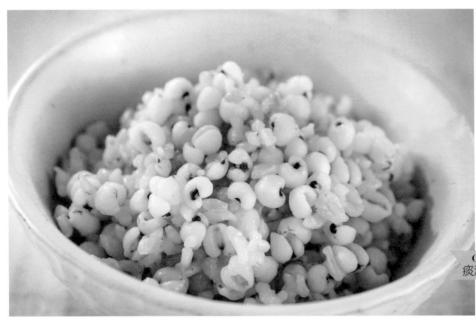

03 南非有機博士紅茶糙米薏仁飯

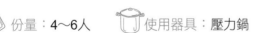

份量：4〜6人　　使用器具：壓力鍋

食材：有機糙米1杯、薏仁1杯、
　　　南非有機博士紅茶2〜3杯

調味料：無

步驟：
所有材料入壓力鍋煮20分鐘即可完成。

 代表同一個壓力鍋分層放入每道菜的食材，就能一鍋變出三道菜，省時又省瓦斯！

04 蔥燜嫩鴨肉

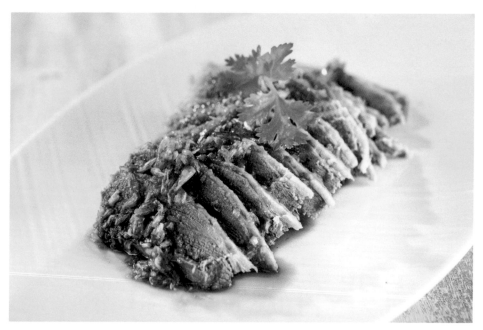

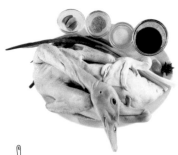

份量：4～6人

使用器具：壓力鍋、休閒鍋

食材：鴨肉整隻、薑2片、蔥1根、八角1顆

調味料：醬油少許、白胡椒粉少許、紅蔥頭3瓣

步驟：

1. 將蔥拍扁。

2. 鍋入水煮滾後，放入薑、蔥、八角，再將鴨肉整隻入鍋。待冒煙隨即放入外鍋燜20分鐘（一般鍋子要小火煮20分鐘）即可完成。

3. 鍋入油，將紅蔥頭入鍋拌香，加入步驟2的鴨肉湯汁，再加醬油及白胡椒粉。

4. 鴨肉切片，淋上步驟3醬汁入味。

05 蘑菇炒山藥豌豆

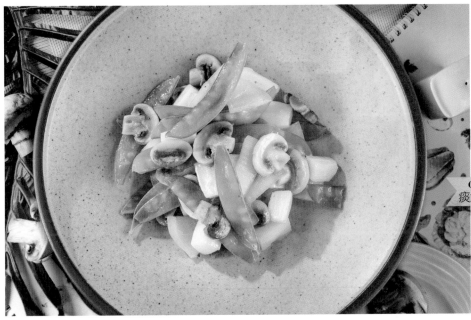

 份量：4～6人　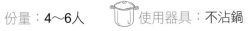 使用器具：不沾鍋

食材：洋蔥1/4個、蘑菇6顆、山藥100g、豌豆50g、燜鴨肉高湯2大匙

調味料：鹽少許、印加果油適量

 步驟：

1. 洋蔥入鍋炒軟後，放少許印加果油。
2. 蘑菇切片入鍋。
3. 山藥切丁與豌豆一起入鍋，加入鴨肉高湯燜煮熟。

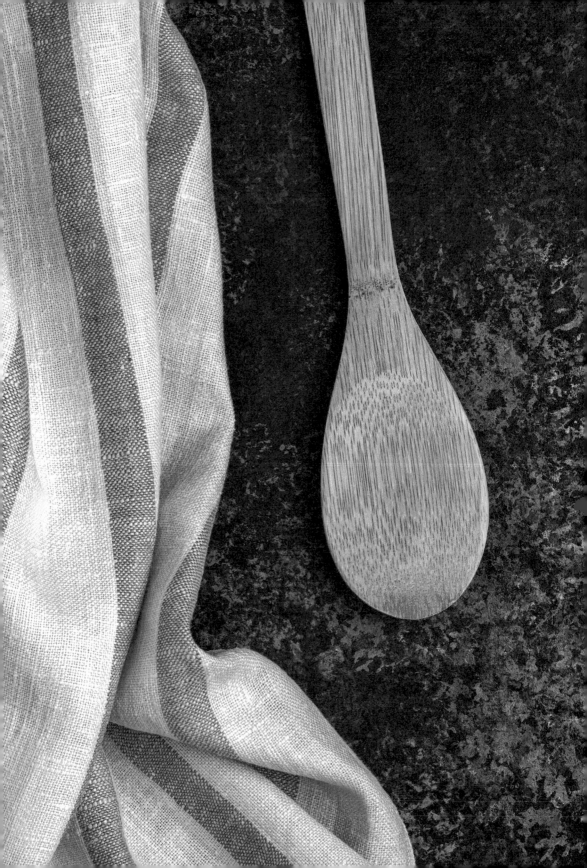

微微蔡暖心料理：
針對體質健康吃

Chapter 6

濕熱體質

我屬於什麼體質？
十二種體質分類與食療養生實戰

6. 濕熱體質

• 我是濕熱體質嗎？

濕熱體質常見的判定指標

☐ ❶ 舌苔偏黃而且黏膩。

☐ ❷ 女性白帶量多而且顏色偏黃，男性陰囊潮濕而且臊味較重。

☐ ❸ 大便較黏，容易解不乾淨或擦不乾淨。

☐ ❹ 臉部容易出油，特別是鼻部。

☐ ❺ 舌體顏色較正常的紅潤更深更紅。

☐ ❻ 會有口甜的感覺。

☐ ❼ 容易長青春痘、粉刺或各種瘡、癬、疔、癤等皮膚病。

☐ ❽ 眼屎較多。

☐ ❾ 口中容易有黏黏膩膩的感覺。

☐ ❿ 容易出汗且感覺黏膩不清爽。

☐ ⓫ 頭部與身體容易沉重而疲倦。

☐ ⓬ 小便偏黃。

☐ ⓭ 時常口苦。　　　　☐ ⓯ 個性急躁、易怒。

☐ ⓮ 容易口臭。　　　　☐ ⓰ 體味較重。

請您發揮一下想像力，然後思考一個問題：一場夏天豪雨造成的水災淹沒了整個城市，隨處可見一些小動物的屍體在水上漂流，空氣中瀰漫了一股略帶腐臭的味道……就在積水尚未完全退去的時候雨過天晴，而且還是豔陽高照，請問此時最需要擔心什麼事情發生？答案就是可怕的瘟疫！

在濕度與溫度同時過高的情況下，許多因細菌（例如被稱為虎疫的霍亂）或病毒（例如被稱為天狗熱的登革熱）所引發的法定傳染病，都會比單純只有濕度或溫度一項偏高時更為兇猛，不但疫情更難控制，同時也會造成更高的死亡率。所以當人體小天地裡垃圾與廢水排除不良的同時，小太陽的溫度又太高，這種雙重的失衡狀態就形成了現在要介紹的濕熱體質。

• 濕熱體質容易罹患的疾病

☆各種瘡癤與皮膚病
☆各種急、慢性呼吸系統發炎疾病
☆各種急、慢性消化系統發炎疾病
☆各種急、慢性泌尿系統發炎疾病
☆各種急、慢性生殖系統發炎疾病

所謂「濕熱」的「濕」就是「痰濕」，而「熱」就是「實熱」，所以濕熱體質其實是痰濕體質加上實熱體質的一種複合體質，自然也一種「熱底」體質。您可能會覺得奇怪，為什麼會在基本體質分類法中設立一個複合體質？從以上列出的易患疾病可以發現，濕熱體質與實熱體質最大的差異，就是各種發炎性疾病的前面多了個「慢」字：一旦身體各系統的發炎從急性演變成慢性，拖個三五年好不了是常有的事，甚至一輩子跟著您也都有可能。我想這應該是「人體體質學」創始人、北京中醫藥大學王琦教授最早提出濕熱體質的理由之一吧。

Chapter 1 實熱體質
Chapter 2 虛熱體質
Chapter 3 虛寒體質
Chapter 4 真寒假熱
Chapter 5 痰濕體質
Chapter 6 濕熱體質
Chapter 7 氣虛體質
Chapter 8 血虛體質
Chapter 9 氣鬱體質
Chapter 10 血瘀體質
Chapter 11 易敏體質
Chapter 12 平和體質

濕熱體質的飲食推薦

- **五穀雜糧**
  寒性：綠豆
  涼性：薏仁、大麥、██
  平性：紅豆

- **肉蛋奶水產**
  寒性：蜆
  平性：海蜇

- **水果**
  寒性：楊桃、奇異果
  涼性：枇杷
  溫性：木瓜

- **蔬菜及其他**
  寒性：空心菜、大白菜、小白菜、綠豆芽、黃豆芽、荸薺、草菇、海帶、紫菜、綠茶
  涼性：芹菜、莧菜、萵苣、冬瓜、絲瓜、大黃瓜、小黃瓜、葫蘆瓜、██、蘆筍、███、███、白蘿蔔、金針菜
  平性：茼蒿、橄欖

濕熱體質的飲食禁忌

忌食一切溫性、熱性、燒烤、油炸、辛辣、乾燥（酥脆）、甘甜、油膩、重口味、高熱量飲食

> 表格顏色標示之意義：
> 深藍字：寒性　　　綠色字：平性　　　橘色字：溫性
> 淺藍字：涼性　　　紅色字：熱性　　　灰底：發物

自從西醫的各種抗生素與消炎藥問世之後，實熱體質容易罹患的急性與亞急性發炎疾病就離中醫越來越遠了。倒不是中醫治不了這類疾病，而是一般民眾第一個念頭就會想到西醫「快又有效」的優勢。可是一旦這些急性發炎轉為慢性：西藥一吃見效、停藥後又復發、而且病情不斷反覆發作的窘境出現，這時候才會想找中醫看看有沒有「斷根」的希望。這條難以斬斷的「病根」往往不在於熱，而在於「濕」！

「濕」在中醫有幾個非常麻煩的特性，分別是「重濁、黏膩、停滯、瀰漫、隱緩、阻遏」，如果難以理解，簡單用台語「膏膏纏」這三個字來表達「濕」的糾纏不休最為貼切。而且別忘了濕熱體質除了「濕」、「熱」之外還有「痰」，所謂「怪病多痰」這種臨床觀念對中醫師來說是基本常識，所以遲遲無法根治不足為奇。請您再複習一下前一章痰濕體質的易患疾病，有哪一個是容易根治的？因此臨床上常見慢性鼻竇炎、腸胃炎、膀胱炎、陰道炎，甚至齒齦炎、蜂窩組織炎等久治不癒的病患轉而求助於中醫，反倒成為中醫的強項。

中醫體質食療在這方面不但占有舉足輕重的地位，必須同時兼顧濕與熱的飲食禁忌也特別影響這類病的治療效果。曾有一位五官姣好、皮膚白皙的女性病患，因右前臂內側皮膚紅疹且頗為搔癢前來門診，得知其病史已超過半年，期間曾口服並外用多家皮膚科各式西藥但依舊反覆發作。經診斷為濕熱蘊結，依此開立處方並教導食療原則，初期效果便令其十分滿意。但她仍數次急性復發，皆導因於出國旅遊期間，貪吃濕熱體質忌口飲食以及發物（請參考P.148發物的介紹），直說我對她的禁忌要求雖然太高，但總是「一觸即發」、「百靈百驗」。最終她還是下定決心，於治療期間完全按照規定擇食，因此獲得了根本的痊癒。

01 大黃瓜鑲肉

份量：4～6人

使用器具：壓力鍋

食材：乾香菇6朵、絞肉600g、酒1大匙、荸薺3個、大黃瓜一條、金針菇1包、蔥1根

調味料：醬油少許、鹽少許

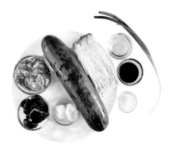

 步驟：

1. 乾香菇洗淨並泡軟，黃瓜切段挖空。

2. 絞肉、荸薺、酒、醬油、鹽加在一起，並加一點水。將所有材料攪拌並鑲入黃瓜中。

3. 金針菇入鍋鋪底。

4. 黃瓜鑲肉頂層蓋上香菇入壓力鍋。

5. 淋上泡香菇的水。

6. 壓力鍋蒸5分鐘。

7. 起鍋後放一些蔥絲即可完成。

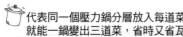 代表同一個壓力鍋分層放入每道菜的食材，就能一鍋變出三道菜，省時又省瓦斯！

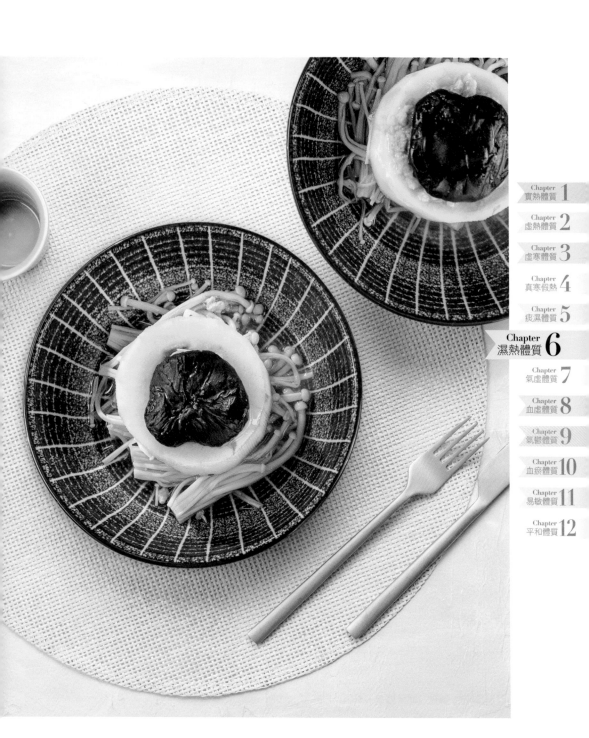

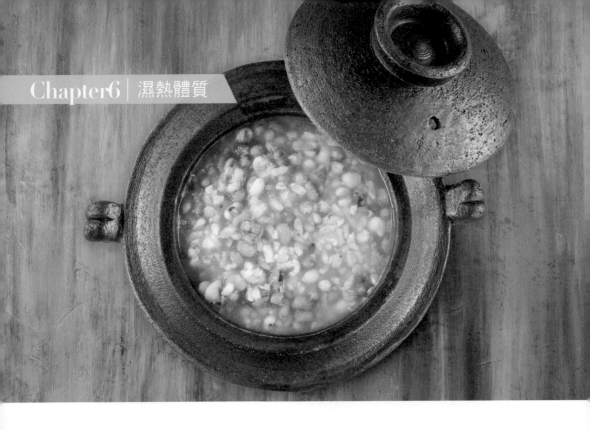

02 綠豆薏仁蕎麥粥

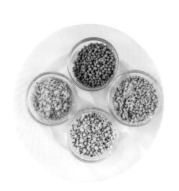

🥄 份量：4～6人　　🍲 使用器具：壓力鍋

🫙 食材：綠豆1/2杯、薏仁1/2杯、蕎麥1/2杯、糙米1/2杯、水4杯

🥫 調味料：無

🍳 步驟：
所有材料入壓力鍋煮20分鐘即可完成。

🍲 代表同一個壓力鍋分層放入每道菜的食材，就能一鍋變出三道菜，省時又省瓦斯！

03 海帶蔬菜湯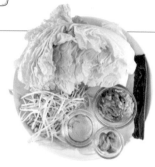

 份量：4～6人　　使用器具：壓力鍋

食材：肉絲100g、大白菜1/2顆、黃豆芽
50g、海帶1片（約10cm）、水

調味料：酒1大匙、白味噌1大匙

步驟：

1. 肉絲入鍋後，白菜切絲入鍋，再放入黃豆芽。

2. 將白味噌加酒拌勻入鍋，加水。

3. 放入海帶。

4. 壓力鍋蓋上鍋蓋，煮5分鐘即可完成。

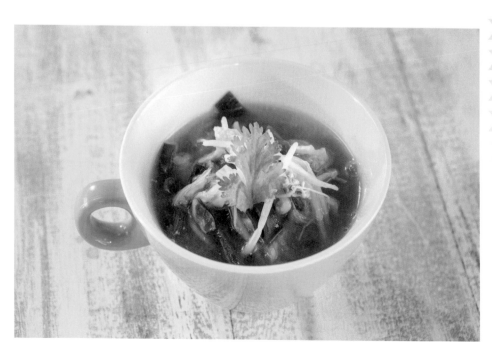

04 黃金蜆燴筍菇

 份量：4～6人　使用器具：休閒鍋

食材：南非有機博士綠茶1杯（水100ml）、肉絲100g、黃金蜆300g、草菇8朵、竹筍1支

調味料：黃金蜆可視需要加鹽

步驟：

1. 筍切絲備用。
2. 冷鍋放肉絲拌香。
3. 放入筍絲。
4. 再放草菇。
5. 黃金蜆入鍋，放入南非有機博士綠茶，蓋上鍋蓋。
6. 煮至冒煙2分鐘後，熄火。

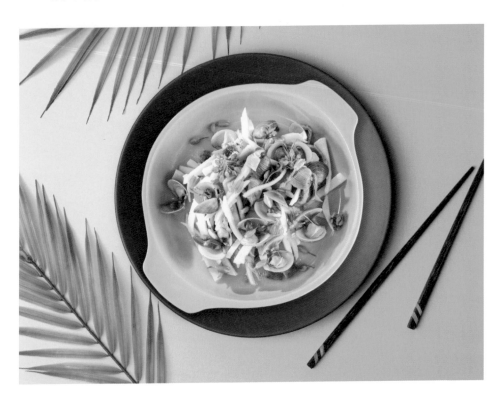

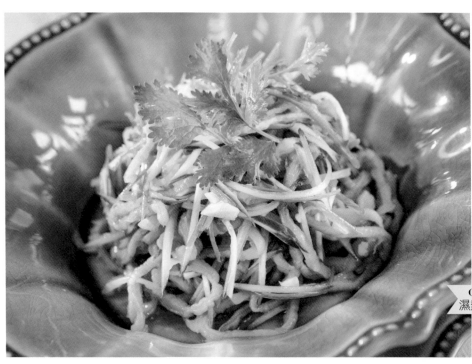

Chapter 1 實熱體質
Chapter 2 虛熱體質
Chapter 3 虛寒體質
Chapter 4 真寒假熱
Chapter 5 痰濕體質
Chapter 6 濕熱體質
Chapter 7 氣虛體質
Chapter 8 血虛體質
Chapter 9 氣鬱體質
Chapter 10 血瘀體質
Chapter 11 易敏體質
Chapter 12 平和體質

05 小黃瓜涼拌海蜇

份量：4～6人　　使用器具：休閒鍋、易拉轉（亦可用刀）

食材：小黃瓜2條、紅蘿蔔1/4條、
海蜇200g、蒜頭5瓣

調味料：鹽少許、鎮江白醋少許、味醂少許

步驟：

1. 小黃瓜切絲抓鹽，待出水後，將水倒掉。

2. 海蜇入鍋，用水滾汆燙7秒，起鍋放入冰水。

3. 紅蘿蔔切絲，蒜頭用易拉轉切碎，加入鹽、鎮江白醋、味醂。

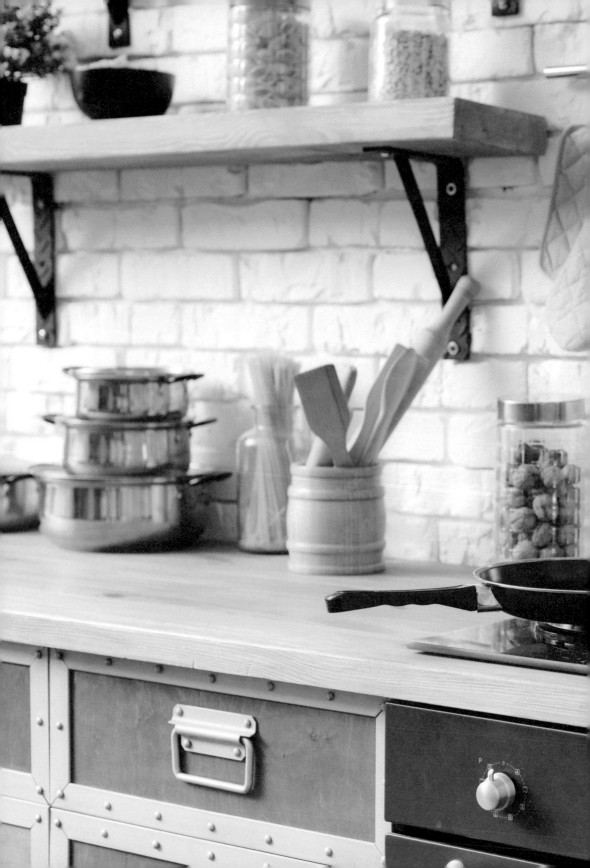

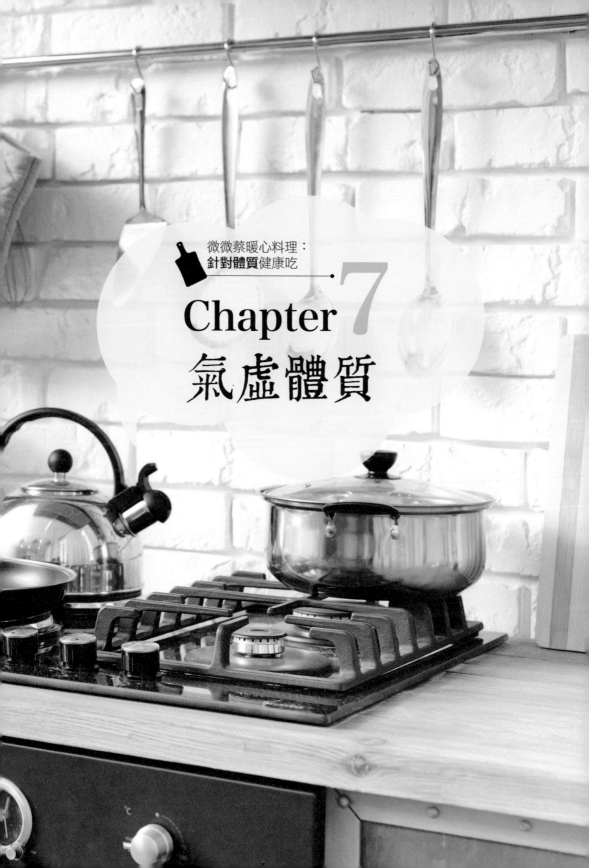

微微蔡暖心料理：
針對體質健康吃

Chapter 7

氣虛體質

我屬於什麼體質？
十二種體質分類與食療養生實戰

7. 氣虛體質

• 我是氣虛體質嗎？

氣虛體質常見的判定指標

- ☐ ❶ 容易疲倦無力。
- ☐ ❷ 容易感覺氣不足或呼吸短促。
- ☐ ❸ 說話聲音低弱，甚至懶得說話。
- ☐ ❹ 稍微活動甚至不動也容易出虛汗。
- ☐ ❺ 容易感冒、中暑。
- ☐ ❻ 精神不濟。
- ☐ ❼ 肌肉鬆弛無力。
- ☐ ❽ 胃口不好。
- ☐ ❾ 舌體顏色偏淡偏白，且往往較為胖大、舌邊有齒印。
- ☐ ❿ 喜歡安靜，不愛運動。

中醫說的「氣」到底是什麼？翻開最專業、最標準的《中醫基礎理論》，這類教課書是這樣解釋的：「氣是人體內活力很強運行不息的極精微物質，是構成人體和維持人體生命活動的基本物質之一。」我當然看懂了作者想要表達的意思，但您可能還是有看沒有懂！如果對「氣」很有興趣的話，真心推薦台大王唯工教授畢生的心血結晶《氣的樂章》，從物理學的「共振」、也就是能量的角度來詮釋中醫整天掛在嘴邊的氣，應該會讓您有「耳目一新」甚至「大徹大悟」的感受。

為了不讓初次接觸中醫體質概念的您一入門就被艱澀的理論打昏，我們前面已經介紹過人體「小天地」裡的「小太陽」和「水資源」。然而生命三要素是陽光、空氣和水，沒有空氣人怎麼可能存活？所以我們還是盡量淺顯一點，簡單先以小天地裡空（小天地）氣（中醫的氣）不足（虛）的失衡狀態來理解氣虛體質。

Chapter 1 真熱體質
Chapter 2 虛熱體質
Chapter 3 虛寒體質
Chapter 4 真寒假熱
Chapter 5 痰濕體質
Chapter 6 濕熱體質
Chapter 7 氣虛體質
Chapter 8 血虛體質
Chapter 9 氣鬱體質
Chapter 10 血瘀體質
Chapter 11 易敏體質
Chapter 12 平和體質

• 氣虛體質容易罹患的疾病

☆感冒，頭痛，頭暈，中暑，內臟下垂，功能性消化不良，慢性疲勞症候群等
☆病後康復緩慢

「高山症」是一種因人體無法及時適應高海拔山區低氣壓、低氣溫、低濕度、高紫外線等特殊環境，尤其是空氣中的氧含量過低所導致的一系列病症，包括虛弱無力、呼吸短促、頭痛頭暈，以及食慾不振、噁心嘔吐等腸胃道問題，嚴重時還會出現意識混淆、精神分裂、呼吸困難，不及時救治可能昏迷甚至死亡。請您仔細將上述內容與氣虛體質的判定指標以及易患疾病比較一下，有沒有發現因為小天地裡空氣不足導致失衡的氣虛體質，很明顯地和高山症的「缺氧」狀態非常相似！

氣虛體質的飲食推薦

- **五穀雜糧**

  涼性：小米

  平性：糙米、黑米、黃豆、黑豆

  溫性：糯米

- **肉蛋奶水產**

  寒性：牛乳、章魚

  涼性：鴨肉

  平性：豬肉、豬腳、烏骨雞、███、鴿肉、烏骨雞蛋、鵪鶉蛋、燕窩、███、鯖魚、███、███、鮭魚、泥鰍

  溫性：豬肝、豬肚、牛肉、牛肚、雞肉、羊肚、羊乳、鏈魚、白帶魚、鱔魚、海參

  熱性：羊肉、鹿肉

- **水果**

  平性：葡萄、無花果

  溫性：棗子、龍眼、櫻桃、桃子、水蜜桃

- **蔬菜及其他**

  寒性：草菇

  涼性：白花椰菜、███、金針菇、豆腐

  平性：高麗菜、綠花椰菜、番薯、山藥、芋頭、馬鈴薯、胡蘿蔔、蓮子、菱角（熟食）、花生、███、猴頭菇、黑木耳、白木耳、豆漿、黑豆漿、蜂蜜

  溫性：南瓜、栗子、大棗（紅棗、黑棗）

氣虛體質的飲食禁忌

慎服其他各類涼性、寒性、生冷、油膩、辛辣飲食

表格顏色標示之意義：

深藍字：寒性　　綠色字：平性　　橘色字：溫性

淺藍字：涼性　　紅色字：熱性　　灰底：發物

根據健保統計民眾就醫比例最高的就是「感冒」，而台灣平均約有1/4的成人長期忍受「功能性消化不良」之苦，目前全球罹患「慢性疲勞症候群」的人口已越來越多，您周遭也一定有不少親友常因「病後康復緩慢」而感到困擾……咦！怎麼好像突然間所有的人都氣虛了！當然沒有這麼誇張，但依我個人的門診經驗，不論患者因何種疾病前來求治，確實十之八九都有氣虛的體質，尤其是每天辛勤工作的上班族和勞工朋友們（難怪保力達B和三洋維士比的年營業額超過百億）。

　　照理說現代人三餐營養充足，不應該這麼容易氣虛才對，但在中醫食療學上真正具有「補氣」功效的食材其實並不多。如果您也覺得自己有點氣虛，可以試著將最近幾天所吃的食物拿來和上表逐一比對，看看有多少的比例確實能幫您補充每天流失的元氣。如果不但比例偏低，而且您還吃了不少容易加重氣虛體質的食材（即氣虛禁忌飲食），那麼身體越吃越糟也就不冤枉了。

　　在此要特別強調一個正確觀念：各種食材中最重要的就是五穀雜糧類，不但建議攝取量應該占整體的40～50%，而且必須是「未精製」的。還記得《黃帝內經》說「穀肉果菜，食養盡之」嗎？為什麼「穀」要排在第一位呢，因為這些由穀物和豆類所組成的植物種子都是「有生命的活食物」，丟到土裡是會發芽生長的。以稻米為例，糙米的養生價值如果是100分的話，白米只剩下5～25分（依精緻程度而定），所以當代《100種健康食物排行榜》將第一名頒給了糙米，而清朝集中醫食療學大成的《隨息居飲食譜》更推崇糙米為「世間第一補人之物」，至於白米則被全球名醫於大作《不生病的生活》中稱為「死亡食物」，因為大部分對人體有益的「營養」與獨特的「非營養」（生育三烯醇、γ-谷維素等）成分都為了精緻好吃而被碾掉了。從這個角度來看人類飲食文化的發展，不但毫無進步反而嚴重退步。

　　如果有一天評價米其林四星餐廳的基本要求是：除了一定要選用純天然、非精製的食材之外，同時還必須考量每一位貴賓不同體質的需求與禁忌，不但吃得享受，而且吃到健康，這才是人類飲食文化真正的進步。

01 桂圓小米米糕

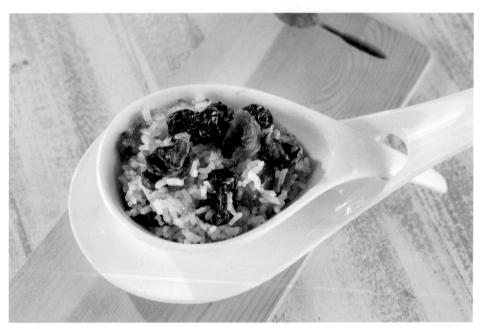

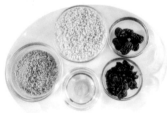

份量：4～6人　使用器具：壓力鍋

食材：龍眼乾50g、小米1/2杯、圓糯米1杯、紅棗6顆、米酒1大匙、水1.5杯

調味料：無

步驟：
1. 小米和圓糯米洗淨放入壓力鍋，加水。
2. 放入其他所有材料一起煮即可完成。

微微蔡暖心小叮嚀：

這道香噴噴的桂圓小米米糕帶有龍眼乾及紅棗的天然甜味，不需另外加糖喔。

 代表同一個壓力鍋分層放入每道菜的食材，就能一鍋變出三道菜，省時又省瓦斯！

02 雙豆糙米烏骨雞湯

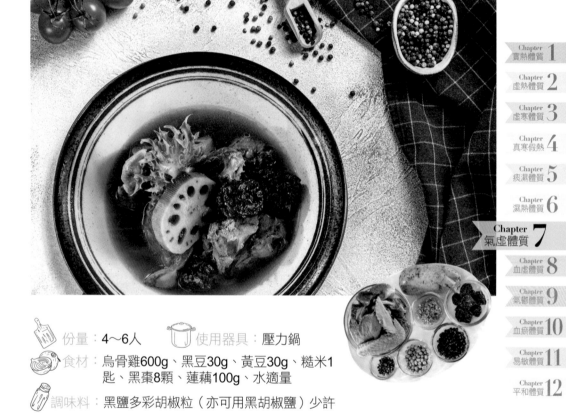

份量：4～6人　　使用器具：壓力鍋

食材：烏骨雞600g、黑豆30g、黃豆30g、糙米1匙、黑棗8顆、蓮藕100g、水適量

調味料：黑鹽多彩胡椒粒（亦可用黑胡椒鹽）少許

步驟：
1. 將所有食材放入壓力鍋煮10分鐘。
2. 最後加調味料即可完成。

微微蔡暖心小叮嚀：

黑豆加黃豆原本要煮1小時，可先汆燙過瀝乾入冷凍庫至少冰4小時以上，再一起入鍋煮，如此一來雙豆會有肉眼看不見的龜裂，容易煮軟且飽滿，也不用分批煮，一鍋就完成囉。

 代表同一個壓力鍋分層放入每道菜的食材，就能一鍋變出三道菜，省時又省瓦斯！

03 蘑菇芋頭燜鴨

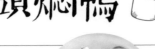

 份量：4～6人

使用器具：壓力鍋

食材：蘑菇6個、芋頭1個、鴨1/2隻、薑1片、
紅蔥頭10顆、紹興酒1杯

調味料：醬油1大匙、味醂1大匙、白胡椒粉少許

 步驟：

1. 將鴨切塊，鍋熱後放入鴨塊，逼出鴨油。

2. 紅蔥頭及薑切碎入鍋。

3. 蘑菇對切、芋頭切塊，一起入鍋。

4. 加入紹興酒，待酒氣揮發。

5. 加調味料，蓋上壓力鍋鍋蓋煮，即可完成。

微微蔡暖心小叮嚀：

此套養生料理忌用油煎炒或油炸，所以只需鍋
熱讓鴨油自然釋放，紅蔥頭僅需此天然好油烹
煮出香氣，不可製成油蔥酥；芋頭入鍋吸附蔥
香、酒香並在鍋內融合，用壓力鍋芋頭軟而不
糊，誰說養生不美味、美味不養生？

 代表同一個壓力鍋分層放入每道菜的食材，
就能一鍋變出三道菜，省時又省瓦斯！

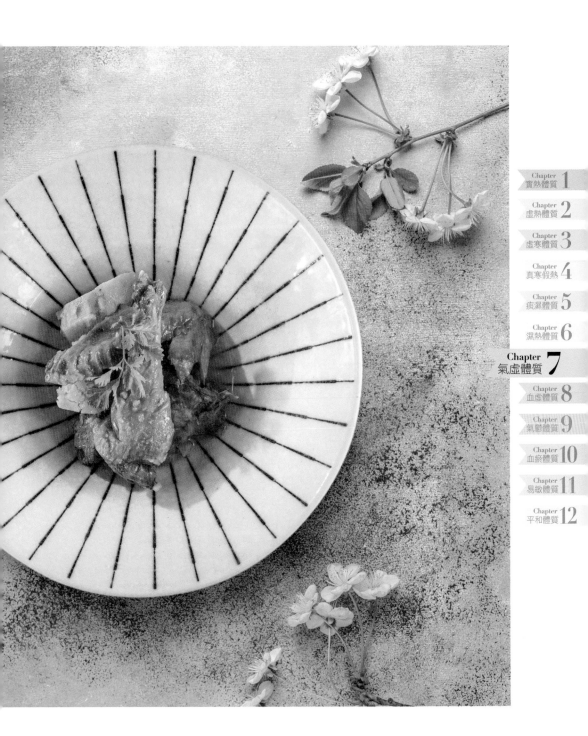

04 鮭魚豆腐羹

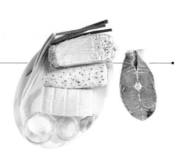

 份量：4～6人　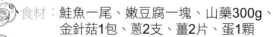 使用器具：休閒鍋

食材：鮭魚一尾、嫩豆腐一塊、山藥300g、
　　　金針菇1包、蔥2支、薑2片、蛋1顆

調味料：鹽少許

 步驟：

1. 鮭魚煎熟後，去骨，魚肉切碎。金針菇切段，豆腐切絲。

2. 鍋熱薑片、蔥白，加水煮湯，將金針菇、豆腐絲、鮭魚肉和魚骨燴入。

3. 山藥磨成泥入鍋。煮入味後，再將魚骨取出。

4. 蛋打散灑入即可完成。

微微蔡暖心小叮嚀：

這道料理使用「山藥泥」製造出羹湯的濃稠度，不需另外加太白粉勾芡，享用時健康無負擔！

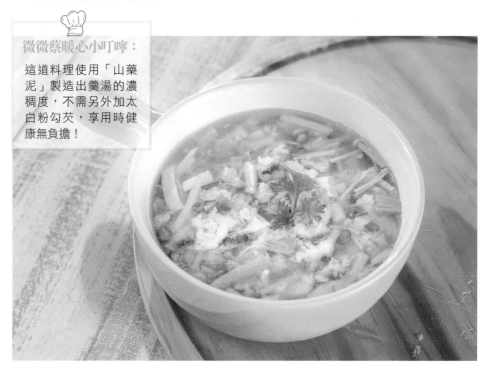

05 山藥燴豬肝

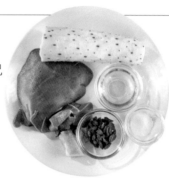

份量：4〜6人　　使用器具：不沾鍋

食材：山藥200g、豬肝200g、薑2片、枸杞適量、米酒1大匙

調味料：鹽少許

步驟：

1. 豬肝加薑末及枸杞先泡米酒。
2. 鍋入油，山藥切片入鍋炒。
3. 將步驟1食材入鍋，加鹽。
4. 豬肝一變色即起鍋（避免口感太老）。

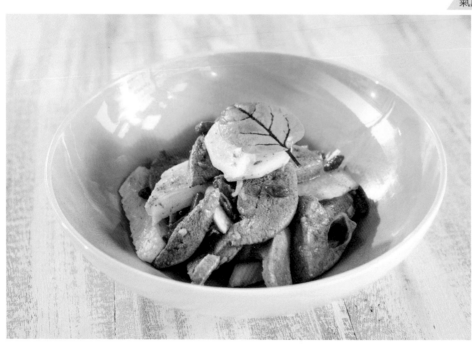

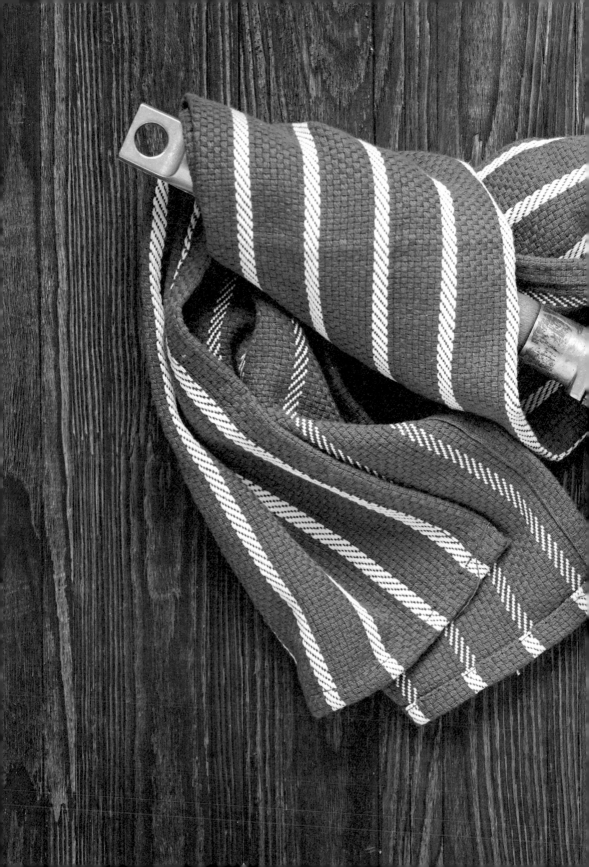

微微蔡暖心料理：
針對體質健康吃

Chapter 8

血虛體質

我屬於什麼體質？
十二種體質分類與食療養生實戰

8. 血虛體質

• 我是血虛體質嗎？

血虛體質常見的判定指標

- ❶ 臉色蒼白或發黃而沒有光澤。
- ❷ 容易頭暈眼花，特別是蹲下再起立時。
- ❸ 手腳容易麻木。
- ❹ 嘴唇顏色偏淡偏白。
- ❺ 指甲顏色偏淡偏白。
- ❻ 舌體顏色偏淡偏白。
- ❼ 睡眠品質不佳，容易多夢。
- ❽ 時常健忘。
- ❾ 眼睛容易乾澀，甚至影響視力。
- ❿ 容易掉髮或毛髮枯燥沒有光澤。
- ⓫ 月經顏色較淡而量少。

中醫有許多概念與西醫不同。例如中醫講究練氣（功），其實是調整人體看不見的經絡系統共振頻率的高低與和諧，以提升能量傳導及運用的效率。而雖然中醫說的「血」和西醫說的「血」一樣，《中醫基礎理論》：「血是循行於脈中而富有營養的紅色液態物質」，但中醫對「血」的認知卻有著與西醫大不相同的地方，例如「氣為血之帥」：經絡的共振（氣）才是血液（血）循環及功能最主要（主帥）的影響！但我們真的不希望深奧的中醫理論成為您我之間越來越遙遠的距離，所以此處要介紹的血虛體質，請您簡單地理解為：小天地裡生活所需物資缺乏的失衡狀態即可。

Chapter 1 實熱體質
Chapter 2 虛熱體質
Chapter 3 虛寒體質
Chapter 4 真寒假熱
Chapter 5 痰瘀體質
Chapter 6 濕熱體質
Chapter 7 氣虛體質
Chapter 8 血虛體質
Chapter 9 氣鬱體質
Chapter 10 血瘀體質
Chapter 11 易敏體質
Chapter 12 平和體質

• 血虛體質容易罹患的疾病

☆貧血，暈眩，失眠，乾眼症，月經失調等

臨床總會遇到一眼望去臉色蒼白、嘴唇和指甲也沒什麼血色的女性病患主訴頭暈，一副林黛玉的模樣，但卻告訴我剛出爐的體檢報告顯示她並沒有貧血，所以中醫的血虛與西醫的貧血不是同一個的概念。

西醫對貧血有嚴格的定義與病理的分型，例如男性紅血球細胞濃度低於400萬/UL、女性低於380萬/UL，或是男性血紅素低於13g/dL、女性低於12g/dL（以上數值依標準不同會有些許差異）稱為貧血，又可分為缺鐵性貧血、地中海型貧血、再生不良性貧血等。這有點像政府對低收入戶的條件與類別有著法律上明確的界定（各地區政府的標準也會有些不同）。而中醫對血虛的定義就非常模糊但卻親民許多：只要民眾生活所需物資出現缺乏的情況就是收入不夠（血虛），政府應當立刻予以積極、有效的補助（補血）。

血虛體質的飲食推薦

· **五穀雜糧**

平性：黑芝麻、黃豆、紅豆

· **肉蛋奶水產**

寒性：鴨血、牛乳、章魚、牡蠣

平性：豬肉、豬腳、豬心、豬血、烏骨雞、鴿肉、雞蛋、烏骨雞蛋、鵪
鶉蛋、鯧魚、鮭魚、墨魚（烏賊、花枝）、鱈魚、鮑魚（九孔）

溫性：豬肝、牛肉、牛肚、雞肝、羊乳、鱔魚、海參、淡菜

熱性：羊肉、鹿肉

· **水果**

寒性：桑椹

平性：葡萄

溫性：龍眼、荔枝、櫻桃、桃子、水蜜桃

· **蔬菜及其他**

涼性：菠菜、紅莧菜、番茄

平性：番薯、花生、黑木耳、藕粉、豆漿

溫性：熟藕、大棗（紅棗、黑棗）

血虛體質的飲食禁忌

慎服其他各類涼性、寒性、生冷飲食

表格顏色標示之意義：

深藍字：寒性　　　綠色字：平性　　　橘色字：溫性

淺藍字：涼性　　　紅色字：熱性　　　灰底：發物

由最具權威的中華中醫藥學會所正式頒布的《中醫體質分類與判定》標準中，其實並沒有血虛體質而只有氣虛體質。但由於中醫的「氣」與「血」是兩個截然不同的概念，既然「氣」會虛，自然「血」也一定會有不足的時候，而且臨床上不但女性病患容易發生，身心過勞的男性患者同樣也可能出現血虛的情況，所以確實有另外設立血虛體質的必要。

行醫二十年來印象中有兩位比較特別的血虛男性病患。一位是曾經榮獲台灣「健美先生」榮銜的知名健身教練，性格率真、積極負責、任勞任怨的他當時由於擔任教練同時又舉辦比賽過於疲累，一時出現陰、陽、氣、血四虛的現象，推薦服用完全對症的經典名方「龜鹿二仙膠」（剛好陰陽氣血四補）後馬上又是一尾活龍！另外一位同樣也是健身教練，不但自己經營健身中心，事業版圖還包括協助國內外各類健身運動的規劃及拓展。由於長期工作繁忙疏於照顧自己，體質上同時具有氣、血兩虛以及痰濕、血瘀等特點，屬於「本虛標實」的複雜情況，因此不但容易疲勞，血壓、血脂也明顯偏高。經過中醫藥療配合食療調養改善之後，便有好長一段時間人在國外不曾回診，多年後再見時初診狀況非常不好，竟然出現「陰陽離決」之象！我特別囑咐他除了按時服藥並配合食療之外，務必盡量休息最好完全放假，原本服用的西藥雖然效果不佳也絕對不能中斷。孰料一個星期後的二診預約並未報到，致電詢問其妻告知這位教練已突發心肌梗塞離世。

台語所謂的「四物仔」就是指中醫的傳統補血要方「四物湯」，臨床上對於血虛較為明顯的病患，我們通常會另外再加上如人參、黃耆等補氣藥，而且份量還不能太少。為什麼明明只是血虛卻要額外補氣呢？因為中醫認為「氣能生血」、「陽生陰長」（氣屬陽血屬陰），所以於補血藥中再加入補氣之品往往效果更好。如果您覺得血虛體質的推薦食材怎麼這麼少的話，還有更多的補氣飲食也可以幫您補補血喔。

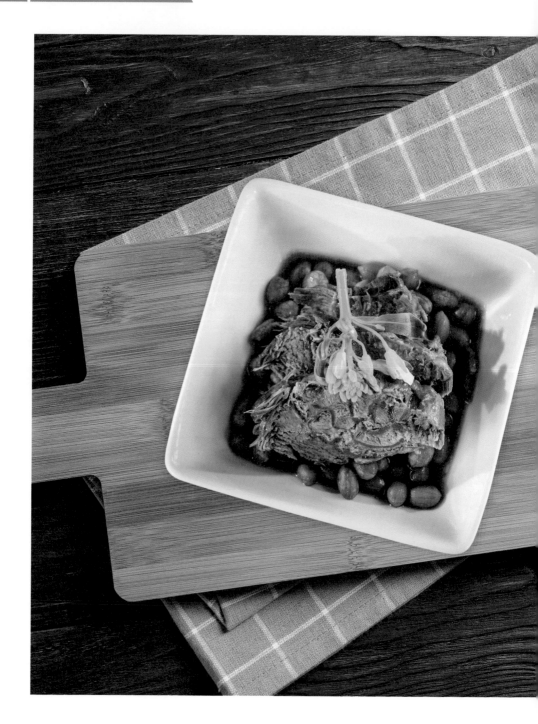

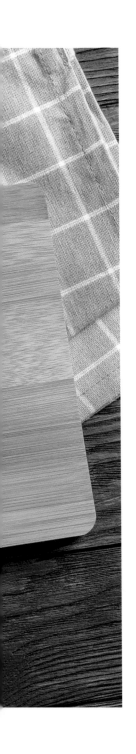

01 滷花生牛腱

image placeholder for pot icon

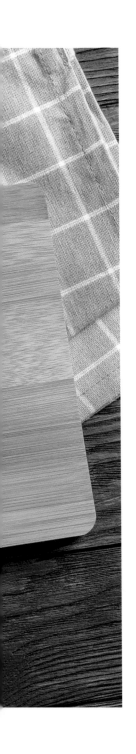

🔪 份量：4～6人　　🍲 使用器具：壓力鍋

🥘 食材：花生300g、牛腱2個、紅或青花椒5顆、蔥2支、薑2片、蒜5顆、肉桂粉1小匙、紹興酒100c.c.

🧂 調味料：醬油5大匙、甘草2片

photo of ingredients

步驟：

1. 花生汆燙後，放冷凍一夜。

2. 熱鍋，牛腱入鍋，待出油後放入花椒、蔥、薑、蒜、肉桂粉。

3. 加入紹興酒及調味料。

4. 壓力鍋蓋上鍋蓋，上壓，煮約20分鐘即可完成。

chef hat icon

微微蔡暖心小叮嚀：

這道料理常常要滷上一個多小時才煮得軟，用壓力鍋只要20分鐘，不用放水。而且一定要放花椒才會香，我用牛腱天然釋放的油脂來帶出花椒的香麻；花椒含有天然香味，又有去濕的功能，不用另外放滷包喔！

🍲 代表同一個壓力鍋分層放入每道菜的食材，就能一鍋變出三道菜，省時又省瓦斯！

02 牛肚蓮藕湯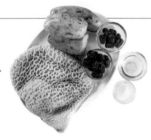

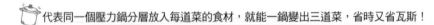

🔪 份量：4～6人　　🍲 使用器具：壓力鍋

🥘 食材：牛肚300g、蓮藕3節、紅棗8顆、黑棗8顆、
米酒1大匙

🧂 調味料：鹽少許

 步驟：

1. 將所有材料入壓力鍋，加水煮湯。

2. 蓋上鍋蓋，上壓，煮約20分鐘。

3. 洩壓後開蓋再放鹽即可完成。

🍲 代表同一個壓力鍋分層放入每道菜的食材，就能一鍋變出三道菜，省時又省瓦斯！

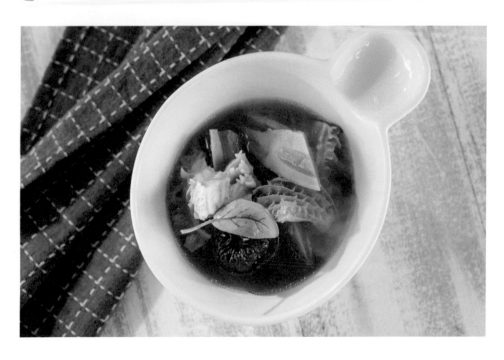

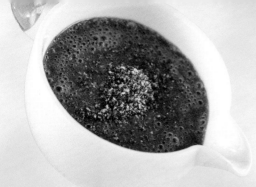
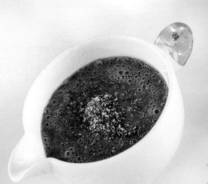

03 芝麻豆奶

Chapter 1 實熱體質
Chapter 2 虛熱體質
Chapter 3 虛寒體質
Chapter 4 真寒假熱
Chapter 5 痰濕體質
Chapter 6 濕熱體質
Chapter 7 氣虛體質
Chapter 8 血虛體質
Chapter 9 氣鬱體質
Chapter 10 血瘀體質
Chapter 11 易敏體質
Chapter 12 平和體質

份量：4～6人　　使用器具：壓力鍋、料理棒

食材：黑芝麻1/2杯、黃豆1/2杯、紅豆1/2杯、紫米1/2杯

調味料：無

步驟：

1. 黃豆、紅豆先汆燙，冷凍一晚。
2. 將步驟1的食材入鍋，接著加入紫米。
3. 壓力鍋蓋上鍋蓋，上壓，煮約20分鐘即可完成。
4. 黑芝麻用料裡棒打成芝麻粉。
5. 壓力鍋洩壓後，開蓋，再放黑芝麻粉拌勻，即可享用。

微微蔡暖心小叮嚀：

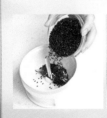 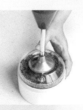 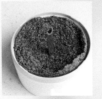

在步驟4中，我們用料理棒將黑芝麻研磨成粉。可依需求研磨少量，現磨更新鮮、更安心！

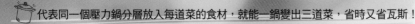
代表同一個壓力鍋分層放入每道菜的食材，就能一鍋變出三道菜，省時又省瓦斯！

04 清蒸鯧魚

 份量：4～6人

使用器具：休閒鍋

 食材：鯧魚1隻、洋蔥1/2顆、蔥4支、薑2片、甘草1片、香菜1根、辣椒1根、玄米油2大匙

調味料：醬油1大匙、紹興酒2大匙、魚露1匙

步驟：

1. 洋蔥切絲、蔥2支拍扁，與甘草、香菜葉一起鋪鍋底。

2. 鯧魚開刀背及魚肚，肚內鋪薑1片，表面鋪一片，入鍋。

3. 醬油、紹興酒、魚露攪拌，淋上魚肉，蒸6分鐘左右。

4. 蔥絲、辣椒絲泡水後撈起入鍋燜30秒起鍋，香菜鋪上鯧魚，即可完成。

5. 玄米油加熱後淋上香味更撲鼻而來。

微微蔡暖心小叮嚀：

玄米油就是糙米油，糙米補氣，氣能生血，所以如果用玄米油加熱淋上這道菜補血效果更好，但請注意，加熱油並不是每一個體質都適用。

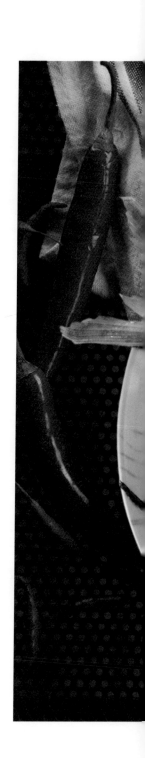

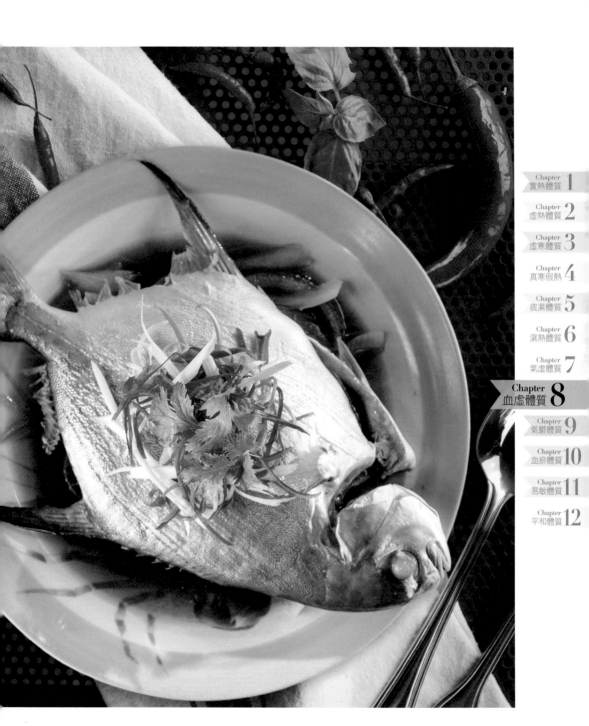

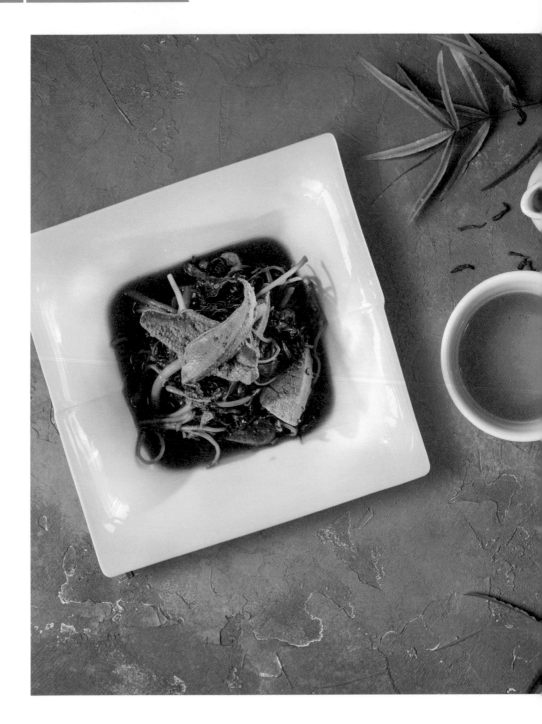

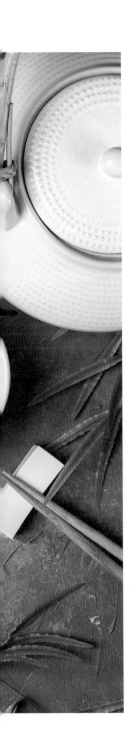

05 紅莧菜燴豬肝

🔪 份量：4～6人

🍲 使用器具：休閒鍋

🥘 食材：蒜頭2顆、紅莧菜1把、豬肝300g、
薑2片、米酒適量

🧂 調味料：鹽白胡椒粉少許

🍳 步驟：

1. 薑末加酒和調味料後，豬肝斜切成片泡入。
2. 蒜頭切碎鋪鍋底，淋上油。
3. 豬肝入鍋（一點變色即撈起）。
4. 紅莧菜洗淨切段入鍋，待冒煙。
5. 燴入豬肝一起炒（一冒煙就熄火起鍋，否則豬肝口感過老）。

Chapter 1 實熱體質

Chapter 2 虛熱體質

Chapter 3 虛寒體質

Chapter 4 真寒假熱

Chapter 5 痰濕體質

Chapter 6 濕熱體質

Chapter 7 氣虛體質

Chapter 8 血虛體質

Chapter 9 氣鬱體質

Chapter 10 血瘀體質

Chapter 11 易敏體質

Chapter 12 平和體質

👨‍🍳

微微蔡暖心小叮嚀：

這道料理傳統做法是用油大火快炒，但是從此要改過來喔！在步驟中，我先將豬肝泡酒及調味，入鍋一變色就用先撈起，避免調味時間豬肝就過老了。

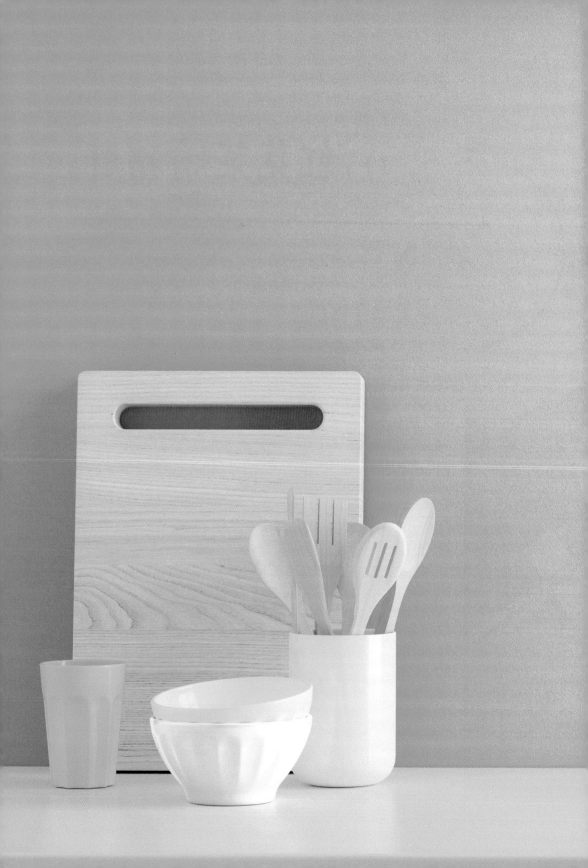

Chapter 9

氣鬱體質

我屬於什麼體質？
十二種體質分類與食療養生實戰

9. 氣鬱體質

• 我是氣鬱體質嗎？

氣鬱體質常見的判定指標

☐ ❶ 容易悶悶不樂，情緒低落，多愁善感，感情脆弱。

☐ ❷ 脅肋或胸部或乳房容易有悶脹感，或感覺有氣走竄而疼痛。

☐ ❸ 時常無緣無故嘆氣。

☐ ❹ 容易緊張或焦慮不安。

☐ ❺ 對人、事、物較敏感多慮。

☐ ❻ 腹部容易有悶脹感。

☐ ❼ 咽喉容易有異物感，但吐不出來也吞不下去。

☐ ❽ 容易受驚或比較膽小。

☐ ❾ 睡眠品質不佳，容易多夢。

如果有一天，您突然發現自己最愛的男朋友（或女朋友），與自己最親的閨中密友（或拜把兄弟）手牽手走在大馬路上散步逛街…我真的不是要討論您個人的心情或感受，只是想請問此時您四周的空氣會怎麼樣？「凝結」對吧！沒錯，就是「空氣凝結」！其他類似的狀況還可能包括：一人獨得大樂透頭獎的彩券竟然被偷、昨天才把畢生積蓄投入股市今天崩盤、辛苦準備一整年的升等考試當天兩個鬧鐘都壞掉睡過頭…但我們老祖先說得比較簡單文雅，稱呼這種彷彿世界末日的景象叫做「氣鬱」。所以小天地裡空氣凝結（鬱卒）不流通（想不開)的失衡狀態就是氣鬱體質。

• 氣鬱體質容易罹患的疾病

☆自律神經系統失調，憂鬱症，焦慮症，精神官能症等

☆經前症候群，男女更年期症候群，陽痿，性冷感，不孕症等

Chapter 1 實熱體質
Chapter 2 虛熱體質
Chapter 3 虛寒體質
Chapter 4 真寒假熱
Chapter 5 痰濕體質
Chapter 6 濕熱體質
Chapter 7 氣虛體質
Chapter 8 血虛體質
Chapter 9 氣鬱體質
Chapter 10 血瘀體質
Chapter 11 易敏體質
Chapter 12 平和體質

一位罹患更年期憂鬱症的美麗婦人坐在我面前，對著她身邊的企業家老公說：「我真的覺得自己活不下去了。」我鼓起勇氣問她：「坦白說您的潮熱盜汗很輕微呀！是他有外遇？」「沒有。」「您有外遇？！」「也沒有。」「經濟壓力太大？」「我們公司業績穩定絲毫不受疫情影響」「你們小孩幾個？多大了？」「一男一女都已成家立業也很孝順，沒甚麼好擔心的。」……「那您到底有甚麼不開心的事可以告訴我嗎？」「我就是不知道啊！」「那應該不難。」因為她沒有心病。

我開了一帖超過1800年歷史的醫聖名方甘麥大棗湯（甘草通行十二經、小麥養心除煩、大棗可通九竅）給她服用，重點是裡面的小麥改用小麥胚芽，並且教導如何搭配適合她體質的中醫食療。結果一週見效，三月痊癒，日後每次回診調養，這位太太的笑容總是特別燦爛。

氣鬱體質的飲食推薦

- **五穀雜糧**

  涼性：蕎麥

- **肉蛋奶水產**

  無特別推薦

- **水果**

  寒性：柚子

  涼性：橘子、柳丁

  平性：檸檬

  溫性：金桔、金橘、山楂

- **蔬菜及其他**

  寒性：生藕

  涼性：萵苣、白蘿蔔、金針菜、蘑菇

  平性：大頭菜、花生、藕粉

  溫性：熟藕、韭菜、刀豆、蔥、洋蔥、生薑、大蒜、蕎頭、花椒、香菜、羅勒、芥末、紫蘇、薑黃、八角、茴香、丁香、孜然、陳皮、砂仁、豆蔻、肉豆蔻、草果、山奈、高良薑、玫瑰花、茉莉花、葡萄酒

  熱性：老薑、乾薑、胡椒、肉桂、烈酒

氣鬱體質的飲食禁忌

慎服其他各類涼性、寒性、生冷、油膩飲食

> 表格顏色標示之意義：
>
> 深藍字：寒性　　綠色字：平性　　橘色字：溫性
>
> 淺藍字：涼性　　紅色字：熱性　　灰底：發物

2019年7月4日中華民國中醫師公會全國聯合會舉行「原來感冒可以看中醫」全國中醫新標語運動記者會，當時的我一則以喜一則以憂：喜的是終於能夠讓更多人知道治療感冒本來就是中醫的強項，也是評斷一位中醫師臨床實力最基本的要求；憂的是如此攸關國人健康的中醫常識怎麼還需要召開記者會對外公布？大陸的小學早就已經開始教中醫了，我們台灣還停留在將中醫「納入」十二年國民基本教育課程綱要！不只是感冒，憂鬱症、焦慮症等也很適合看中醫，我們的老祖先幾千年來也都會心情鬱卒罹患這類疾病，不可能放著不管讓它們自己康復。

自古中醫就認為「芳香」可以「解鬱」，而起源於古埃及、盛行於近代歐美國家的「芳香療法」也向來被視為是一種能夠放鬆身心、緩解情緒的自然醫學。所以改善氣鬱體質的食材雖然較少，但是辛「香」料特別多！而且飲食推薦中的柚子、橘子、柳丁、檸檬、金桔、金橘等這些芸「香」科的水果，共同特點也都是一個香字！還有像印尼的沙嗲、潮汕的沙茶、印度的咖哩、南洋的叻沙等辛香料特別多的烹調口味，都可以搭配您自己喜歡或適合您其他體質的食材，讓您的食指大動、心情大好！

臨床上對於氣鬱體質的病患，我還會建議每週至少做一件讓自己開心、放鬆的事：看電影也好，聽音樂也行，只要您喜歡、高興、輕鬆就對了！如果連一項休閒嗜好也沒有，那就去親近大自然，回到我們原本來自的地方：國際專業期刊《心理學前沿》曾發表一篇研究報告指出，只需花20分鐘享受大自然的氛圍就有紓解壓力的效果。我個人不論心情好或不好都愛去爬山，一瓶水、一頂帽，徜徉在充滿芬多精的森林中忘卻所有的煩惱，CP值超高。

01 5分鐘自製用沙茶醬

 份量：4～6人　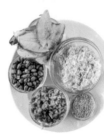 使用器具：不沾鍋、料理棒、易拉轉（或刀）

食材：

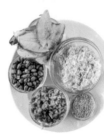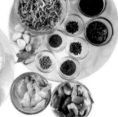

- a. 扁魚100g、小魚乾100g、蝦皮100g、金勾蝦50g
- b. 熟原味花生150g、白芝麻30g
- c. 雞油1杯、蒜頭6顆、紅蔥頭200g、沙薑1小塊
- d. 荳蔻粉、香菜籽、青花椒、紅花椒、肉桂、五香粉、甘草片1片
- e. 月桂葉、醬油、豆瓣、黑豆鼓酒

調味料：無

步驟：

1. 材料a先入鍋烘烤一下盛起。
2. 材料b再入鍋烘烤一下盛起待涼。將做法1、2用料理棒打成粉備用。
3. 雞油入鍋，材料c用易拉轉（或刀）切碎，入鍋炒香，加入做法2拌香。
4. 材料d用料理棒磨成粉，入鍋。
5. 材料e再入鍋炒香，待酒揮發。
6. 最後用料理棒打成醬，即可完成。

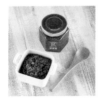

 微微蔡暖心小叮嚀：

1. 這道料理使用豐富的食材，一次可做出一大鍋，放涼後可裝入罐子中。
2. 若想做少一點，可將食譜中的食材份量減半。

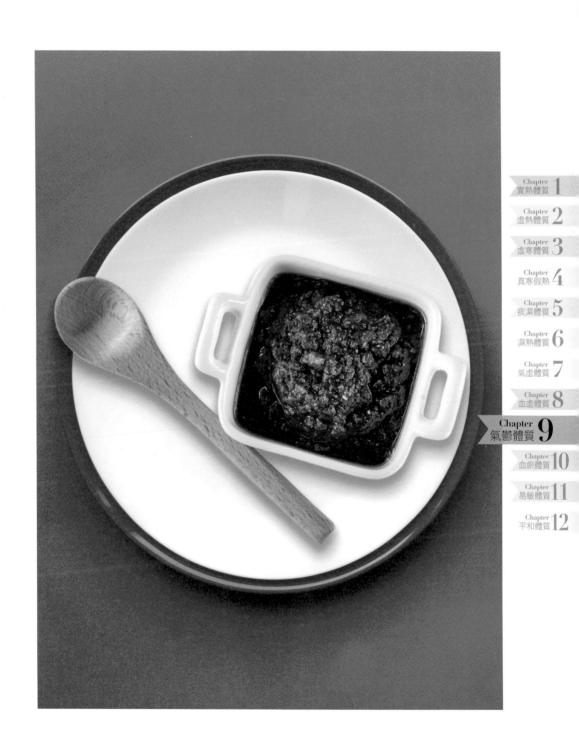

02 蕎麥黑米飯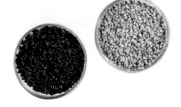

份量：4～6人　　使用器具：壓力鍋

食材：蕎麥1杯、黑米飯1杯、水2杯

步驟：

1. 將所有食材入壓力鍋煮5分鐘即可完成！

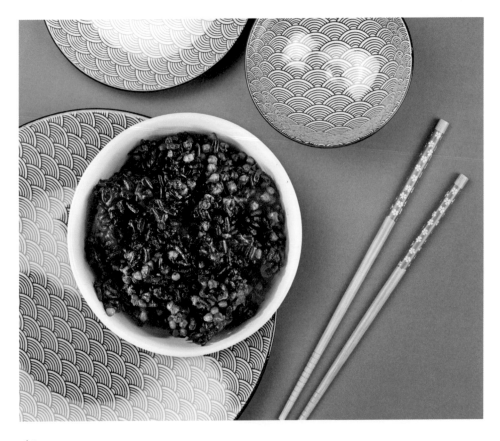

代表同一個壓力鍋分層放入每道菜的食材，就能一鍋變出三道菜，省時又省瓦斯！

03 沙茶滷味

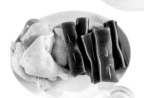

🥄 份量：4～6人

🍲 使用器具：壓力鍋

🍗 食材：小雞腿4隻、海帶、水煮蛋2
個、蘿蔔1/2條、杏鮑菇2個

🫙 調味料：醬油1大匙、沙茶醬1大匙
（做法見P.124）、酒1大匙

🥄 步驟：

1. 將所有食材抹上調味料。

2. 入壓力鍋煮5分鐘即可入味。

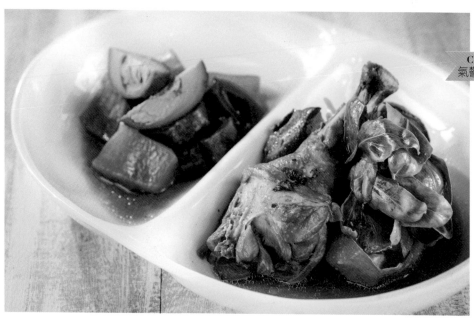

🍲 代表同一個壓力鍋分層放入每道菜的食材，就能一鍋變出三道菜，省時又省瓦斯！

04 沙茶排骨蔬菜鍋

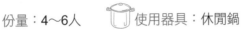

 份量：4～6人　　　使用器具：休閒鍋

食材：

a. 洋蔥1顆、排骨140g、蘿蔔1/2條、紅蘿蔔1條、番茄2顆、金針菇1包、蘑菇12顆

b. 凍豆腐1盒、牛肉片

沾醬：沙茶醬1大匙（做法見P.124）、烏醋1大匙、醬油1大匙

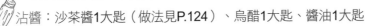

步驟：

1. 將食材a和b入鍋，加水煮熟。

2. 享用時，可直接沾沙茶醬品嚐，亦可加肉片汆燙沾醬吃。

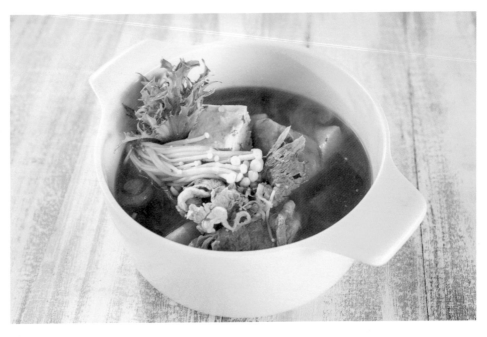

代表同一個壓力鍋分層放入每道菜的食材，就能一鍋變出三道菜，省時又省瓦斯！

128

05 蒸檸檬魚

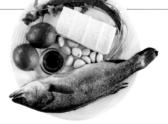

🍳 份量：4～6人　🍲 使用器具：休閒鍋

🧄 食材：檸檬2顆、鱸魚1尾、蒜頭10瓣、辣椒
　　　1條、香菜1株、板豆腐1/2塊

🧂 沾醬：魚露

🍴 步驟：

1. 香菜切下香菜頭鋪鍋底、豆腐切薄片疊上（避免黏鍋）

2. 鱸魚魚肚剖開鋪入鍋。

3. 加入蒜頭、辣椒，檸檬擠汁加入，淋上魚露。

4. 蒸6～8分鐘後，取出擺盤，表層放上辣椒末配色、香菜末裝飾。

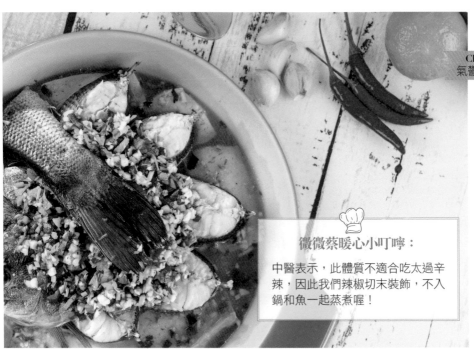

👨‍🍳 微微蔡暖心小叮嚀：

中醫表示，此體質不適合吃太過辛
辣，因此我們辣椒切末裝飾，不入
鍋和魚一起蒸煮喔！

06 蒼蠅頭

 份量：4～6人

使用器具：不銹鋼休閒鍋

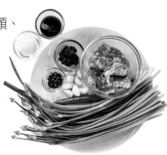

食材：絞肉200g、
花椒1小匙、蒜頭8顆、
黑豆豉2大匙、
辣椒1條、
蔥2支、韭菜一把

沾醬：素蠔油1匙、酒1匙

 步驟：

1. 熱鍋，加入絞肉，肉變白再加花椒粉，炒至香氣散發後放蒜末。

2. 黑豆豉、辣椒、蔥白拌炒至香，加調味料。

3. 韭菜切碎入鍋，加蔥綠末即可快速起鍋。

微微蔡暖心小叮嚀：

1. 使用不銹鋼鍋怕黏鍋，只要鍋身熱到水珠會滾動，此時自動變不沾鍋，絞肉下鍋就不會黏鍋了。

2. 花椒磨成花椒粉，只要撒上，不用油炸一樣能達到香麻效果喔！

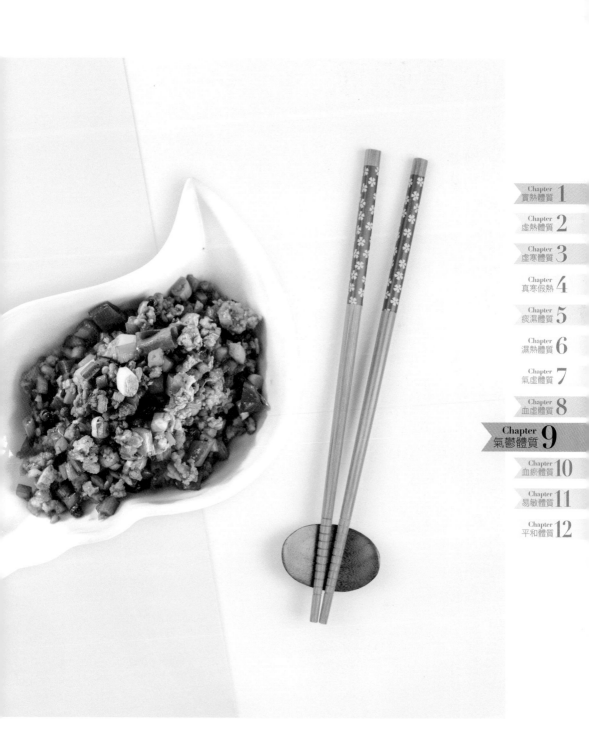

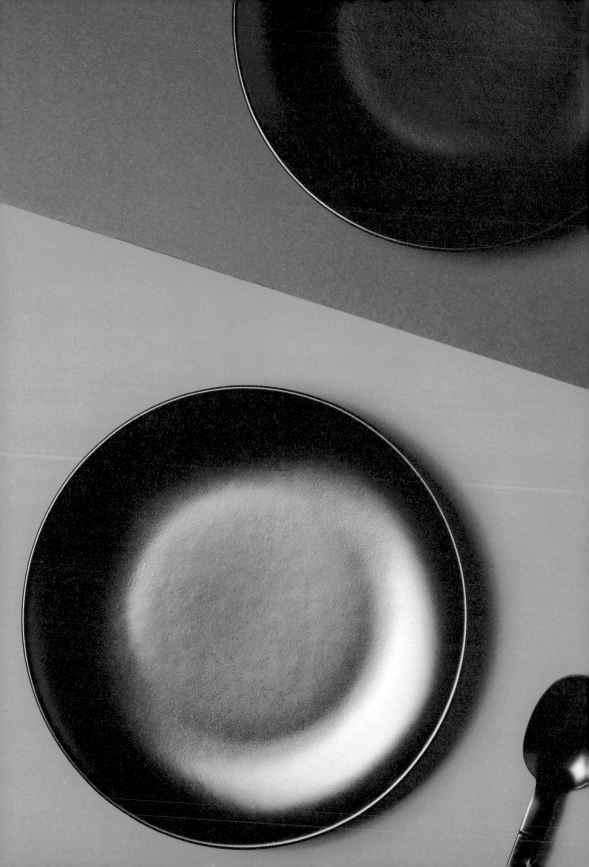

微微蔡暖心料理：
針對體質健康吃

Chapter 10

血瘀體質

我屬於什麼體質？
十二種體質分類與食療養生實戰

10. 血瘀體質

• **我是血瘀體質嗎？**

血瘀體質常見的判定指標

- ❶ 舌體顏色暗沉或有瘀點、瘀斑，或是舌下靜脈發青、發紫、發黑。
- ❷ 臉色暗沉或是臉部容易長斑。
- ❸ 嘴唇顏色暗沉。
- ❹ 皮膚顏色暗沉或容易色素沉澱。
- ❺ 身體容易「黑青」，出現青紫色瘀斑（皮下出血）。
- ❻ 身體各部位容易疼痛。
- ❼ 容易有黑眼圈。
- ❽ 時常健忘。
- ❾ 牙齦容易出血。
- ❿ 個性急躁、不耐煩。
- ⓫ 比一般人怕冷。
- ⓬ 月經顏色較暗或常有血塊。

依照含氧量的高低可以把人體的血液分成兩類：一種含氧量高、呈現鮮紅色叫做充氧血，另一種含氧量低、呈現暗紅色稱為缺氧血。從血瘀體質的判定指標中可以發現，缺氧血遍布全身是一個明顯的特徵：臉色暗沉、唇色暗沉、膚色暗沉、婦女月經的顏色也都暗沉！再加上容易黑眼圈、容易身體「黑青」、就連唯一一塊能伸出來讓我們了解體內真實情況（中醫自古有一套專門靠看舌頭來診斷疾病的學問叫「舌診」）的肉：舌頭的顏色也是暗沉甚至發青、發紫、發黑！到底為什麼全身上下都出現「缺氧」的窘境？這就是目前人類所面臨最嚴峻的問題：血瘀體質，一種小天地裡運送生活物資的道路堵塞的嚴重失衡狀態。

• 虛寒體質容易罹患的疾病

☆各種癌症
☆各種疼痛
☆高血壓、腦中風、冠心病等循環系統疾病
☆阿茲海默症，各種精神疾病
☆痔瘡，子宮肌瘤，子宮內膜異位，不孕症等
☆提早老化

依據美國癌症協會（American Cancer Society, ACS）2020最新的統計數據顯示：全美大約每兩位男性就有一位可能罹癌（Risk of developing ＝ 40.14%）、每五位男性就有一位可能死於癌症（Risk of dying from ＝ 21.34%），女性的情況也好不到哪裡去，分別是1/3（38.70%）以及1/5(18.33%)。怎麼會有越來越多的人罹患癌症並且因此死亡呢？陳志明博士於《高血壓革命》一書中打破了我們對癌症認識的舊觀念：癌症從形成到發展、轉移、復發最重要的關鍵都是「缺氧」，這與血瘀體質最容易罹患各種癌症的事實完全一致！至於氣虛的缺氧只是單純的空氣稀薄，血瘀的缺氧卻是運送每天生活必需物資的道路堵塞，老百姓（細胞）的日子根本過不下去，久而久之官逼民反（癌變），不但打、砸、搶還漸漸形成有組織的幫派（腫瘤），甚至到處設立大小不同的堂口（轉移）。可惡之人必有可憐之處，您有沒有好好照顧自己小天地裡每一位親愛的子民？

Chapter 1 實熱體質
Chapter 2 虛熱體質
Chapter 3 虛寒體質
Chapter 4 真寒假熱
Chapter 5 痰濕體質
Chapter 6 濕熱體質
Chapter 7 氣虛體質
Chapter 8 血虛體質
Chapter 9 氣鬱體質
Chapter 10 血瘀體質
Chapter 11 易敏體質
Chapter 12 平和體質

血瘀體質的飲食推薦

- **五穀雜糧**
  平性：糙米、黑米、紅豆

- **肉蛋奶水產**
  寒性：蟹類
  平性：鯽魚、鮭魚
  溫性：鱔魚

- **水果**
  溫性：山楂、桃子、水蜜桃

- **蔬菜及其他**
  寒性：生藕
  涼性：油菜、甜菜（莙薘菜）、茄子
  平性：藕粉
  溫性：熟藕、韭菜、蕎頭、羅勒、薑黃、玫瑰花、蓮花、紅糖、醋、葡萄酒
  熱性：肉桂、烈酒

血瘀體質的飲食禁忌

慎服其他各類涼性、寒性、生冷、油膩飲食

表格顏色標示之意義：

深藍字：寒性　　綠色字：平性　　橘色字：溫性
淺藍字：涼性　　紅色字：熱性　　灰底：發物

您有沒有常聽中醫講「不通則痛」這四個字？說的就是血瘀體質。曾有一位二十出頭的大學生從初經來潮就開始經痛，過去十年一直都是靠西藥暫時解決問題。她母親身體的大小毛病因為中藥與食療得到改善，於是極力說服這位新新人類嘗試看看老祖先的智慧。但您也知道想要年輕人理睬幾千年的傳統文化談何容易？就在天下父母心已經完全絕望的時候，她突然自己主動要求前來門診，因為最近已經嚴重到吃再多止痛藥也沒用的程度！除了腹痛如刺之外，她還有典型的經前症候群，包括頭痛、暈眩、胸脹、噁心等希望能一併處理，診斷後果然是嚴重的血瘀與較輕的氣鬱體質。為了增加她對中醫的信心，我建議可以暫時先一次服用兩包中藥（此法不適用於每一個人，任何藥物請務必遵照您的醫師指示服用）以提高療效，而且必須嚴格遵守所有會加重血瘀和氣鬱的飲食禁忌。不到兩個小時，孩子的媽興高采烈地來電告知：「我女兒竟然說效果比西藥還好……。」

治療血瘀體質衍生的各種疾病其實也是中醫的強項。多年前一位十分艷麗的44歲不孕症患者，曾經接受兩次人工受孕及兩次試管嬰兒治療均告失敗，原因是卵巢功能不足，求診時已經開始有潮熱、多汗、心悸、失眠等更年期症狀。她個人對於懷孕其實不抱任何希望，只期盼不要太早停經變成老太婆。經過詳細的病史詢問，我發現她有長期的血瘀體質，是造成不孕和提早老化的根本原因。但她畢竟年紀不輕，還有氣血兩虛的問題，於是我在處方之中，特別添加既能「破宿血」又能「生新血」的丹參（全球推崇具抗癌功效的薑黃只能破血無法生新，故不適合氣虛血虛體質服用），同時贈送一張專為女性不孕症整理的食療清單並教導如何使用。三個月後所有與停經相關的不適症狀完全消除，擁有信心的她就這樣毫無壓力地搭配食療調養了整整一年，結果奇蹟出現：當時月經本該來潮卻了無音訊，而且自述體內有一種說不出的特殊感覺。我建議趕快去做檢查，可能懷孕了！不出所料果然有喜，雖然她和當年協助胚胎植入的婦產科醫師都無法相信，最終在接近46歲時喜獲麟兒，幫我一舉打破高齡不孕順利生產的診所紀錄。

中藥食療確實有效，個人成功只是運氣。

Chapter 1 實熱體質
Chapter 2 虛熱體質
Chapter 3 虛寒體質
Chapter 4 真寒假熱
Chapter 5 痰濕體質
Chapter 6 濕熱體質
Chapter 7 氣虛體質
Chapter 8 血虛體質
Chapter 9 氣鬱體質
Chapter 10 血瘀體質
Chapter 11 易敏體質
Chapter 12 平和體質

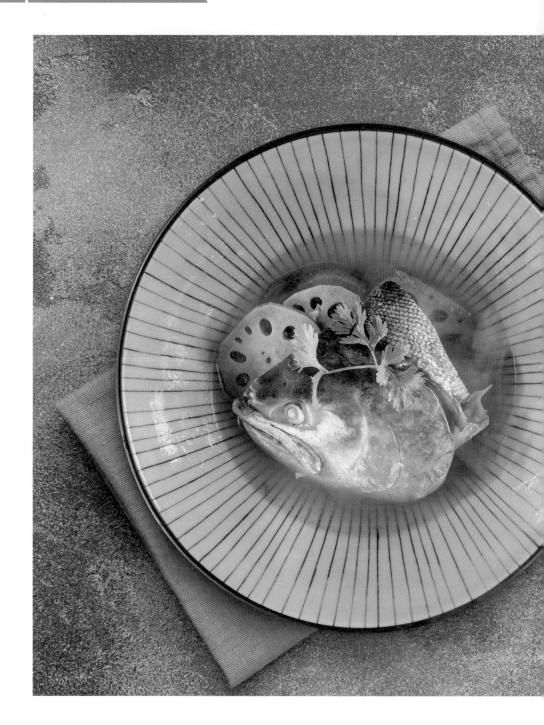

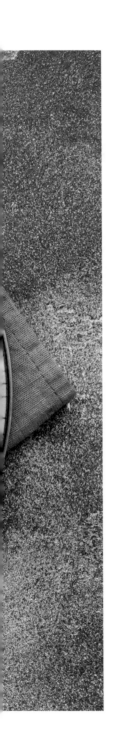

01 鮭魚頭蓮藕湯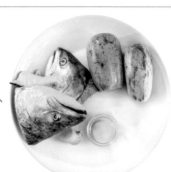

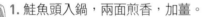

份量：4～6人

使用器具：壓力鍋

食材：鮭魚頭1個、薑1片、
　　　蓮藕2節、水

調味料：鹽少許

步驟：

1. 鮭魚頭入鍋，兩面煎香，加薑。

2. 蓮藕切小段入鍋，加水。

3. 煮約5分鐘即可完成。

微微蔡暖心小叮嚀：

1. 鮭魚本身富含油脂，所以熱鍋後，放入鍋中不用放
   油也不會黏鍋。

2. 蓮藕要下鍋時才切小段入鍋，否則容易氧化變黑；
   蓮藕洗淨即可，不要去皮，因為用壓力鍋煮，口感
   軟又Q香啊！

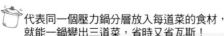

代表同一個壓力鍋分層放入每道菜的食材，
就能一鍋變出三道菜，省時又省瓦斯！

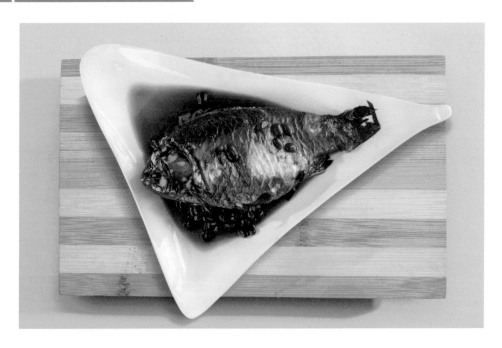

02 黑豆鯽魚燒

份量：4～6人　　使用器具：壓力鍋

食材：黑豆1/2杯、鯽魚1條、蔥3株、薑1片、米酒 50ml、水1杯

調味料：醬油1大匙、紅糖1大匙

步驟：

1. 黑豆先烤熟。

2. 鯽魚放薑、蔥入鍋。

3. 加入調味料、酒和水。

4. 加入步驟1的黑豆。

5. 用壓力鍋煮5分鐘即可完成。

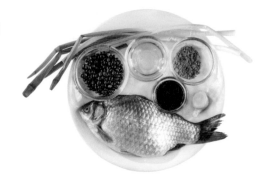

代表同一個壓力鍋分層放入每道菜的食材，就能一鍋變出三道菜，省時又省瓦斯！

03 黑米紅豆飯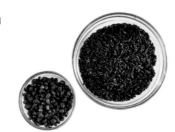

 份量：4～6人　　使用器具：壓力鍋

食材：黑米1.5杯、紅豆0.5杯、水2.5杯

調味料：無

步驟：

1. 紅豆汆燙撈起，放冷凍庫冰一夜。

2. 紅豆、黑米、水加入壓力鍋。

3. 煮約5分鐘即可完成。

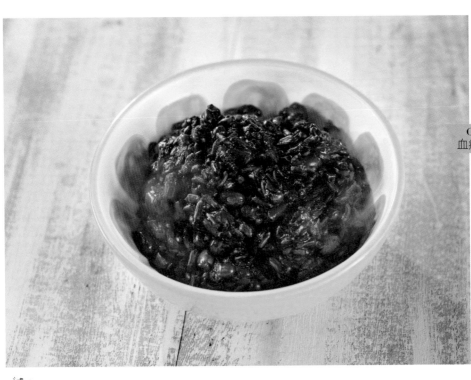

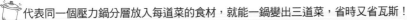 代表同一個壓力鍋分層放入每道菜的食材，就能一鍋變出三道菜，省時又省瓦斯！

04 蕎頭炒肉片

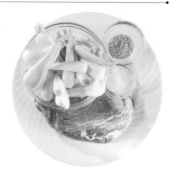

- 份量：4～6人
- 使用器具：不沾鍋
- 食材：肉片300g、蕎頭100g、藕粉1大匙
- 調味料：鹽少許

步驟：

1. 肉片洗淨，用藕粉加水拌一下，加鹽。
2. 鍋中放少許油，冷鍋放入肉片炒至變色。
3. 加入切段蕎頭快炒，燜一下再加調味料即可完成。

微微蔡暖心小叮嚀：

家中有長輩或小孩牙口不好的話，可將肉片先用刀背敲一敲，破壞肌纖維，煮食時不至因收縮肉質變硬，方便牙口不好的人食用。而傳統使用太白粉會讓肉片滑口，且高熱量，建議改用生津清熱、老少咸宜的藕粉，較有營養價值。

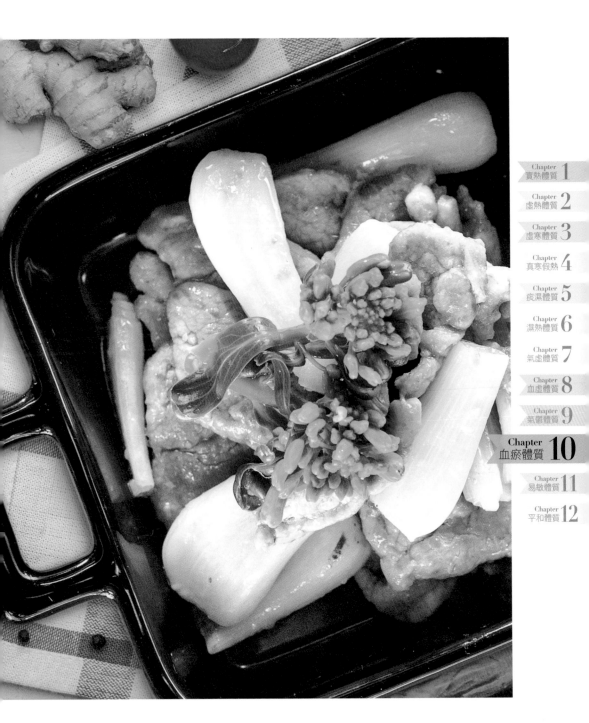

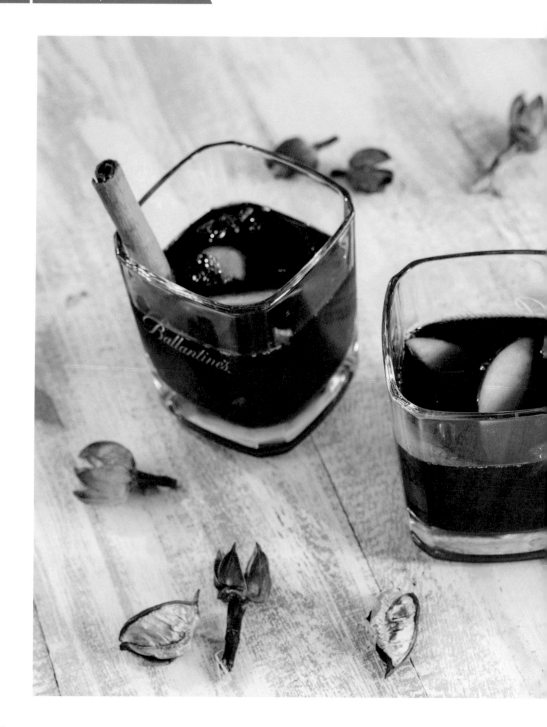

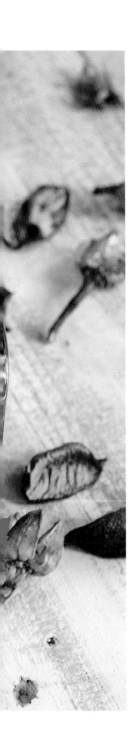

05 香料熱紅酒

份量：4～6人

食材：肉豆蔻1個、肉桂棒1根、薑1片、丁香3個、八角1個、山楂1個、紅糖30g、紅酒300ml、柳橙2顆、桃子2顆、蜂蜜1大匙、葡萄紅酒醋（Balsamic）100ml

Chapter 1 實熱體質
Chapter 2 虛熱體質
Chapter 3 虛寒體質
Chapter 4 真寒假熱
Chapter 5 痰濕體質
Chapter 6 濕熱體質
Chapter 7 氣虛體質
Chapter 8 血虛體質
Chapter 9 氣鬱體質
Chapter 10 血瘀體質
Chapter 11 易敏體質
Chapter 12 平和體質

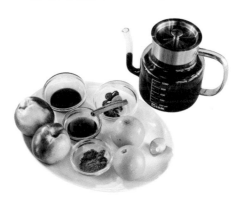

步驟：

1. 先醒紅酒。

2. 柳橙擠汁備用，柳橙皮刨下表面
   （記得不要刨到白色皮），再去除白皮丟棄。

3. 熱鍋，將薑片入鍋烤出香氣，再加紅糖、肉桂、
   丁香、八角炒香，並加入肉荳蔻。

4. 加入步驟2的柳橙皮炒一下，再加入柳橙汁煮至小
   火沸騰，加入蜂蜜。

5. 最後再加入醒好的紅酒煮約10分鐘即可完成。

我屬於什麼體質？
十二種體質分類與食療養生實戰

11. 易敏體質（特稟）

• 我是易敏體質嗎？

易敏體質常見的判定指標

☐ **1** 容易對食物、藥物、氣味、花粉、環境及氣候變化等因素過敏。

☐ **2** 容易因季節、溫度變化或異味引發咳喘。

☐ **3** 皮膚容易起蕁麻疹。

☐ **4** 沒感冒也容易鼻塞、打噴嚏、流鼻水。

☐ **5** 皮膚一抓就容易發紅或出現抓痕。

☐ **6** 皮膚容易因過敏而出現瘀點或瘀斑。

　　「易敏」體質顧名思義就是「容易過敏」的體質。過敏，也就是對食物、藥物、氣味、環境等因素太過敏感，一向是西方醫學的概念，傳統中醫原本並沒有這樣的說法。但這類疾病現在卻非常嚴重：據美國過敏學會報告，過敏性疾病發生率約為20～40%，已經成為全美第六大慢性疾病。英國曾有研究指出，1/3的人會在一生中的某個時期發生過敏。有文章指出，全球大約40%的人口有過敏問題，更有專家預測，未來全球罹患過敏性疾病的人數將占總人口的二分之一！

　　早在2005年世界過敏組織（WAO）便將每年的7月8日為「世界過敏性疾病日」，而世界衛生組織（WHO）更將此類疾病列為「21世紀世界重點研究和預防的

疾病」。面對全球日益嚴重的過敏性疾病，中醫到底怎麼看待？簡單地說，「易敏」體質就是小天地裡長期出現某種或數種失衡問題但一直無法解決，因此只要有點風吹草動，就會立即凸顯這樣的問題，而相對顯得十分敏感。

• 易敏體質容易罹患的疾病

☆過敏性鼻炎，哮喘，蕁麻疹，過敏性皮膚病，
　過敏性腸胃炎，花粉熱等
☆各種食物及藥物過敏

　　體質與疾病往往互為因果。以最常見的過敏性鼻炎為例：某甲有氣虛體質而不自知，失衡狀態日益嚴重後開始容易感冒，但他不當回事，每次感冒都只依賴藥物緩解症狀，痊癒之後也不好好調養，當然過沒多久又再次感冒，接下來仍不斷依賴藥物緩解症狀，久而久之便發現鼻子開始容易過敏。某乙原本身體不錯沒有任何體質失衡問題，一次極為嚴重的流感讓他住院治療，出院後趕緊回到工作崗位也沒有時間好好調養，此時身體已開始失衡而不自知，不懂養生的他在連續加班之後，發現自己容易疲勞，動不動就冒虛汗，已漸漸形成氣虛體質，這樣的情況一直繼續惡化下去，突然也開始鼻子容易過敏。其他各種過敏性疾病的形成大都類似如此。

易敏體質的飲食推薦

易敏體質主要應參考其他兼具體質的推薦飲食。例如兼具氣虛體質，則應多選擇能改善氣虛體質的飲食；如兼具氣虛體質及虛寒體質，則應多選擇同時能改善氣虛及虛寒體質的飲食。倘若都不兼具任何其他體質，則可參考以下原則：
• 氣溫偏低容易發作者，可參考**虛寒體質**推薦飲食
• 濕度偏高容易發作者，可參考**痰濕體質**及**濕熱體質**推薦飲食
• 環境燥熱容易發作者，可參考**實熱體質**及**虛熱體質**推薦飲食

Chapter 1 實熱體質
Chapter 2 虛熱體質
Chapter 3 虛寒體質
Chapter 4 真寒假熱
Chapter 5 痰濕體質
Chapter 6 濕熱體質
Chapter 7 氣虛體質
Chapter 8 血虛體質
Chapter 9 氣鬱體質
Chapter 10 血瘀體質
Chapter 11 易敏體質
Chapter 12 平和體質

易敏體質的飲食禁忌

忌食發物（灰底標示食材屬於發物）
氣溫偏低容易發作者，慎服涼性、寒性、生冷飲食
濕度偏高容易發作者，慎服甘甜、油膩飲食
環境燥熱容易發作者，慎服燒烤、油炸、辛辣、乾燥（酥脆）飲食

　　所謂「發物」，是傳統中醫食療學認為容易引發舊病或加重新病的一類食物。曾有某罹患肺腺癌的台灣企業家前往大陸求助「中國御醫」的中醫治療時，這位名醫告誡企業家絕對不能吃雞肉、黃魚、蜂王乳這三項食物。當時媒體爭相報導，各種討論也莫衷一是，其實理由只有簡單一句話：「任何癌症病患都不建議吃發物以及動物性的荷爾蒙。」雞肉與黃魚都屬於中醫食療學中的發物，而蜂王乳之所以能「回春」的真正有效成分就是動物性的「類唾液腺荷爾蒙」。

　　為什麼我會説「易敏」體質其實是某種或數種體質長期一直無法根本改善？這麼大的議題當然不是我一個人説了算，您可以先將「過敏」二字，加上前面介紹的某種體質名稱，打到各大網站上搜尋一下（中間記得要空一格喔），您會發現：怎麼有些中醫認為過敏和「氣虛」或「陽虛」有關，有些論文又證明過敏主要是導因於「血虛」或「陰虛」，還有另外的研究結果則顯示過敏的根本原因在於「痰濕」或「血瘀」……。

　　幾乎每個體質都與過敏有關，這麼多的結論到底該聽誰好？我的答案只有四個字：「以上皆是」！聰明的您這時候應該恍然大悟，為什麼要把易敏體質放在第11個順位了吧？沒錯！因為易敏體質説穿了，就是以上10種失衡體質「不同比例」、「不同程度」的排列組合！所以如果想要利用食療根本改善易敏體質，飲食的推薦

就是依照病患各種失衡體質的比例與程度給予專業建議，飲食禁忌的道理也是如此。

　　有沒有聽過類似這樣的案例：「某人從小就鼻子過敏，每到冬天一定發作而且特別嚴重（顯然寒氣是發作主因），手腳也會特別冰冷，如果吃多了甜食或含糖飲料（食用過多精製糖），鼻涕倒流和喉嚨有痰的症狀就會加劇（立刻加重痰濕症狀），但只要人一到國外特別炎熱（陽氣重）且乾燥（濕氣低）的環境就非常舒服（完全不怕熱），幾乎所有的過敏症狀竟然都不藥而癒！」如果您對前面10種體質的介紹已經融會貫通，應該也會同意我的猜測：這位仁兄的過敏，大約是（比例）六七成、（程度）相對較嚴重的陽虛體質，再加上三四成、相對較輕微的痰濕體質。

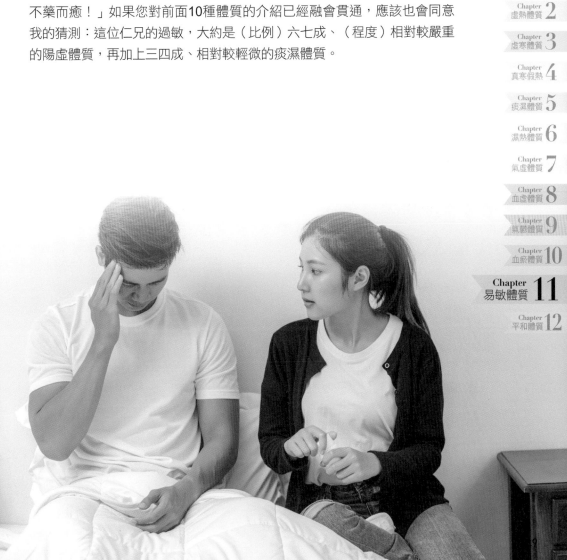

我屬於什麼體質？
十二種體質分類與食療養生實戰

12. 平和體質

• 我是平和體質嗎？

平和體質常見的判定指標

- ☐ ❶ 以上所有失衡體質均不符合。
- ☐ ❷ 精力充沛，活力十足。
- ☐ ❸ 不容易疲倦。
- ☐ ❹ 說話聲音不會低弱無力。
- ☐ ❺ 不會悶悶不樂情緒低落。
- ☐ ❻ 不會怕冷也不會怕熱。
- ☐ ❼ 容易適應外在環境包括自然與社會的變化。
- ☐ ❽ 睡眠品質好，不容易失眠。
- ☐ ❾ 不會健忘。

最後要鄭重向您介紹中醫體質12種分類法中最重要、也就是中醫體質食療學所追求的終極目標：平和體質。

平和體質在「人體體質學」創始人、上海中醫藥大學匡調元教授的六大體質分類法中命名為「正常質」，以有別於其他五種「異常」體質；而在「中醫體質學」創始人、北京中醫藥大學王琦教授的九種體質分類法中命名為「平和質」，所謂平和就是「平衡」、「中和」的意思。我們前面所論述的11種體質，分別代表小天地裡各種不同基本的、複合的、甚至複雜的失衡狀態，這些失衡狀態正是我們之所以會罹患疾病的根本原因。

一旦身體從失衡回復到平衡狀態，人體本有的免疫力、自癒力、代償力、調節力等中醫所謂的「正氣」才能完全正常發揮，進而達到真正不生病的健康狀態，而不是依靠藥物或其他治標方式將症狀與病情表面上壓制下來。因此我們還是沿用「平和體質」這個能直接表達出「全面平衡」、「不偏不倚」、「和諧自然」等意境的名稱。

我們的老祖先在過去幾千年的中醫歷史中曾創立許多流派，《漢書·藝文志·方技略》所記載東漢以前的古中醫四大流派便共有三十六家之多，現今最負盛名的《黃帝內經》不過是這三十六家其中之一而已。之後歷朝歷代的發展更是不計其數，其中將天然的各種動、植物製作成「藥」並組合為「方」、也就是以「用藥」、「開方」為治病方式（其他方式還包括針灸、推拿、導引等等）的流派大致可分為兩大體系：專病專方與辨證論治。

「專病專方」顧名思義就是：一種「專門的疾病」依靠一種或數種「專門的處方」來治療，醫治的對象是疾病本身（治病）。例如青蒿這味中藥遠在晉朝時期就是治療瘧疾的專病專方（當時這個處方中只需青蒿一味中藥，故也可稱為專病專藥），2015年諾貝爾醫學獎得主屠呦呦自稱就是由此獲得靈感，進而不斷實驗最終提取出青蒿素，開創了治療瘧疾的全新方法，拯救了數以百萬的寶貴生命。此時全球中醫界都希望能研究出專門治療新冠肺炎的特效處方或特效中藥就是專病專方的概念。

「辨證論治」的臨床思路則與專病專方截然不同：只需「分辨」人體一種或數種失衡狀態的「證據」（辨證），然後依此開方調整失衡（論

治）以回到正常的平衡狀態，人體本有的免疫力、自癒力便能主動治癒疾病，醫治的對象是病患個人（治人）。例如大陸中醫「經方」（古中醫四大流派之一，地位僅次於黃帝內經所屬的醫經派，被後世尊稱為醫聖的東漢張仲景正是此流派集大成者)名家徐曉峰，能以一方「五苓散」治療包括哮喘、甲亢、胃癌等許許多多西醫各科束手無策的疑難重症，在大陸經方界素有「徐五苓」的美譽。

為什麼一帖僅有五味中藥的小小經方竟然可以治療全身不同系統的問題？因為這些病患雖然疾病不同，但都同樣出現了五苓散這帖經方才能調整的特殊失衡狀態，中醫稱為「異病同治」。所以《黃帝內經》在《素問‧至真要大論》教導我們治病一定要：「謹察陰陽所在（失衡狀態）而調之，以平（平衡狀態）為期。」介紹至此，您是否跟我一樣覺得古老的中醫經方應該也可以治療現在的新冠肺炎「病人」？

中醫食療發展的歷史與藥療可謂同時，素有「藥食同源」之說。其實中醫利用食物治療疾病的道理與藥物一模一樣，只不過食物比較好吃、療效相對較慢、適合後期調養與體質改善；藥物比較難吃、療效相對較快、適合疾病初期與急症重症而已。中醫食療當然也會有許多流派之別，例如依節氣擇食、依年齡擇食、依需求擇食、依疾病擇食等等，而中醫體質食療僅為其中之一。

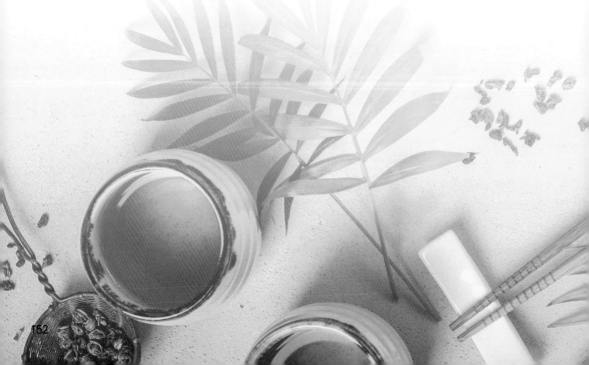

雖然中醫體質食療的概念源自於黃帝內經，但卻是中醫界近30年（1989年由匡調元教授創立）才逐漸建構起來的一套全新食療體系，而且臨床上必須先判定並解說體質狀態，然後針對不同體質一一教導不同擇食觀念方能實際應用，也因此非常冷門、乏醫問津。那為什麼過去十年我會一頭栽進這個領域無法自拔？就是因為中醫體質食療與我習醫以來最熱愛的中醫經方平衡醫學有著異曲同工之妙。

　　《黃帝內經》在《素問‧四氣調神大論》揭示了中醫的最高境界：「聖人不治已病，治未病。」中醫所謂的「治未病」有兩個層次：一是在體質已經失衡、但尚未形成疾病之前先行調整，使身體得以回復到健康的平衡狀態，也就是從本書所介紹的11種失衡體質回復到平和體質。二是在疾病已經形成、但尚未嚴重發展之前先行調整，使輕微的病情不但不會加劇反而快速痊癒，這同樣還是要將11種失衡體質回復到平和體質才是真正的治本之道！而中醫體質食療正是能夠同時兼顧兩個層次、達成健康終極目標的不二法門。

　　我們曾說易敏體質就是各種失衡體質不同比例、不同程度的排列組合，現今人類面臨越來越多無法治癒的疑難雜症何嘗不是如此？衷心期盼每一位有緣的您，能因為此書的分享，與我們一同邁向「治未病」的最高境界。

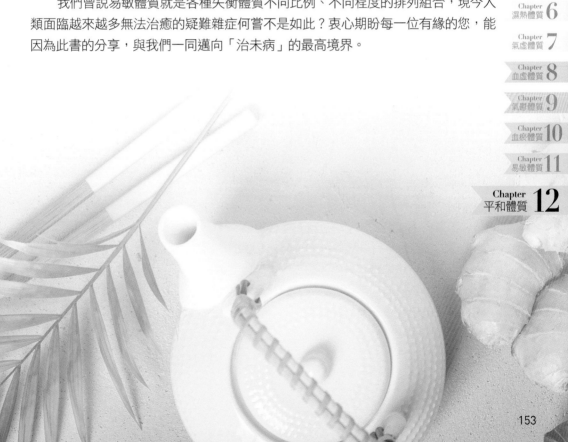

體質食療好幫手，
美味隨時提著走！

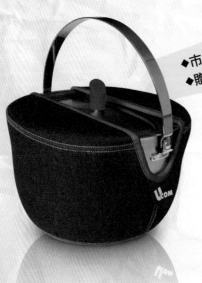

◆市價：1,500元／個
◆贈品數量：限量5個

◆**UCOM 專利新防溢提鍋**
附提袋（14cm）

瑞康屋防溢鍋，專利矽膠圈設計，食
物絕不外漏，搭配保溫提袋，不管是
露營、野餐、帶便當或攜帶外食都是
最佳首選。

・贈品簡介：

直徑14cm，高度9.5cm

1.裝湯不會漏，專利防溢氣閥與矽膠圈
2.時尚單寧牛仔布隔熱外套，耐熱100℃
3.特殊直焊技術，鍋內無鉚釘，清潔無死角
4.無捲邊設計，不藏污納垢，鋼材厚達0.8mm
5.環保愛地球，露營好幫手
6.歐盟檢驗合格
7.台灣製造

活動詳情
請掃QRcode

我要抽：

☐ **UCOM 專利新防溢提鍋附提袋（14cm）**
（市價1,500；限量5個）

姓名：＿＿＿＿＿＿＿＿＿＿

性別：＿＿＿＿＿＿＿＿＿＿

聯絡電話（市話／手機）：＿＿＿＿＿＿＿＿＿＿＿＿＿＿

寄送地址：＿＿＿＿＿＿＿＿＿＿＿＿＿＿＿＿＿＿＿＿

你是在什麼管道購買這本書的呢：＿＿＿＿＿＿＿＿＿＿

請為自己或家人朋友的健康留下一段祝福語＿＿＿＿＿＿＿＿

＿＿＿＿＿＿＿＿＿＿＿＿＿＿＿＿＿＿＿＿＿＿＿＿＿＿

活動抽獎辦法：

❶ 購買本書後，於抽獎表格中，填寫完整的個人資料。

❷ 填寫完後，請以相機或手機，拍下本頁。

❸ 拍下「購書發票」或「出貨單」的照片（出貨單為網購書店出貨時，隨附書的紙本出貨證明）。

❹ 將步驟2.與步驟3.拍攝的照片，在活動期間內（**出版日起至 2020/12/15止**），以「私訊」方式上傳至「捷徑book站」（https://www.facebook.com/royalroadbooks；或於FB上搜尋：捷徑book站）。

❺ 出版社於活動期間不定期抽出數位中獎人，並於線上（捷徑book站）公布得獎人名單。

❻ 由專人電話聯絡中獎人，確認聯絡資訊無誤後寄送贈品。

注意事項

★本次活動期間：出版日起至2020/12/15止。

★為維護所有活動參加者之權利，上述步驟中，若有任一項未確實達成，則視為未完成報名。

★若有任何疑問，亦可於捷徑book站（https://www.facebook.com/royalroadbooks）以私訊方式詢問。

★本活動內容出版社擁有保留修改之最終權利。

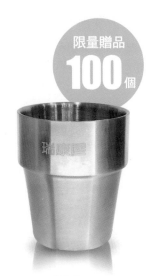
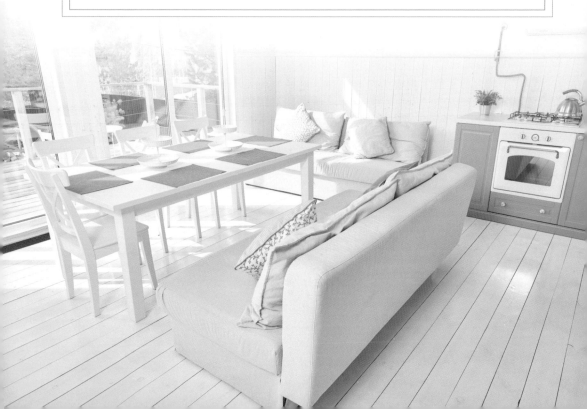

當個「週末大廚」吧！

一週兩天，解放你的料理魂！

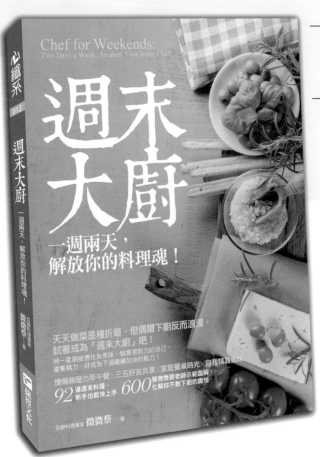

天天做菜是種折磨，
但偶爾下廚是種浪漫！

全書4大主題，
超過90道週末料理，
讓零失敗料理職人，
解放你的料理小宇宙，
把一整個星期的疲憊
化成各種美味，
填滿你的胃口、
也填滿你美好的假期！

定價：台幣380元 / 港幣127元
1書 / 18開 / 彩色 / 頁數：208頁

壓力鍋
DUROMATIC

Swiss engineered and Swiss made,
it's more than a pressure cooker.
With our handy accessories
it's a cooking system.

ECCLOGICAL COOKWARE

Our world-renowned DUROMATIC Pressure
Cookware creates meals in minutes using up to 70%
lessenergy and cooking time.

KUHN RIKON SWITZERLAND

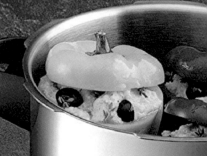

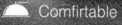 Comfirtable

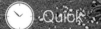 Quick

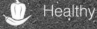 Healthy

Sustainable

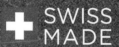 SWISS MADE

瑞康屋

 KUHN RIKON SWISS DESIGN

 U.COM

bamix of Switzerland 寶迷

PUREJAD 璞摯